北京儿童医院
BEIJING CHILDREN'S HOSPITAL

福棠儿童医学发展研究中心
FUTANG RESEARCH CENTER
OF PEDIATRIC DEVELOPMENT

儿童健康好帮手

儿童神经系统疾病分册

总主编　倪　鑫　沈　颖

主　编　方　方　刘智胜

副主编　丁昌红

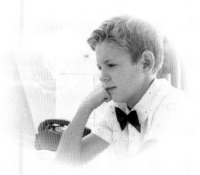

人民卫生出版社

图书在版编目（CIP）数据

儿童健康好帮手.儿童神经系统疾病分册/方方，刘智胜主编.—北京：人民卫生出版社，2020

ISBN 978-7-117-29304-4

Ⅰ.①儿…　Ⅱ.①方…②刘…　Ⅲ.①儿童－保健－问题解答②小儿疾病－神经系统疾病－诊疗－问题解答　Ⅳ.①R179-44②R748-44

中国版本图书馆 CIP 数据核字（2020）第 111435 号

人卫智网	www.ipmph.com	医学教育、学术、考试、健康，
		购书智慧智能综合服务平台
人卫官网	www.pmph.com	人卫官方资讯发布平台

儿童健康好帮手——儿童神经系统疾病分册

主　　编：方　方　刘智胜
出版发行：人民卫生出版社（中继线 010-59780011）
地　　址：北京市朝阳区潘家园南里 19 号
邮　　编：100021
E - mail：pmph @ pmph.com
购书热线：010-59787592　010-59787584　010-65264830
印　　刷：北京顶佳世纪印刷有限公司
经　　销：新华书店
开　　本：787×1092　1/32　印张：6
字　　数：93 千字
版　　次：2020 年 9 月第 1 版　2020 年 9 月第 1 版第 1 次印刷
标准书号：ISBN 978-7-117-29304-4
定　　价：29.00 元
打击盗版举报电话：010-59787491　E-mail：WQ @ pmph.com
质量问题联系电话：010-59787234　E-mail：zhiliang @ pmph.com

编者

（按姓氏笔画排序）

丁昌红　首都医科大学附属北京儿童医院

王晓慧　首都医科大学附属北京儿童医院

方　方　首都医科大学附属北京儿童医院

方　铁　首都医科大学附属北京儿童医院

任晓暾　首都医科大学附属北京儿童医院

刘智胜　华中科技大学同济医学院附属
　　　　武汉儿童医院

孙　丹　华中科技大学同济医学院附属
　　　　武汉儿童医院

孙素珍　河北省儿童医院

杨欣英　首都医科大学附属北京儿童医院

张炜华　首都医科大学附属北京儿童医院

陆小彦　首都医科大学附属北京儿童医院

陈春红　首都医科大学附属北京儿童医院

崔永华　首都医科大学附属北京儿童医院

韩彤立　首都医科大学附属北京儿童医院

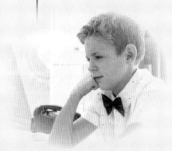

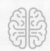

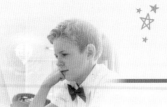

总序

2016年5月,国家卫生和计划生育委员会(现称为国家卫生健康委员会)等六部委联合印发《关于加强儿童医疗卫生服务改革与发展的意见》的文件,其中指出:儿童健康事关家庭幸福和民族未来。加强儿童医疗卫生服务改革与发展,是健康中国建设和卫生事业发展的重要内容,对于保障和改善民生、提高全民健康素质具有重要意义。文件中对促进儿童预防保健提出了明确要求,开展健康知识和疾病预防知识宣传,提高家庭儿童保健意识是其中一项重要举措。

为进一步做好儿童健康知识普及与宣教工作,由国家儿童医学中心依托单位——首都医科大学附属北京儿童医院牵头,联合福棠儿童医学发展研究中心20家医院知名专家,共同编写了"儿童健康好帮手"系列丛书。本套丛书共计22分册,涵盖了儿科22个亚专业中的常见疾病。

本套丛书从儿童常见疾病及家庭常见儿童健康问题入手,以在家庭保健、门诊就医、住院治疗等过程中家长最关切的问题为重点,以图文并茂的形式,从百姓的视角,用通俗易懂的语言进行编写,集科学性、实用性、通俗性于一体。

本套丛书可作为家庭日常学习使用,也可用于家长在儿童患病时了解更多疾病和就医的相关知识。本套丛书既是家庭育儿的好帮手,也是临床医生进行健康宣教的好帮手。希望本套丛书能够在满足儿童健康成长,提升身体素质、和谐医患关系等方面发挥更大的作用!

总主编
2020 年 8 月

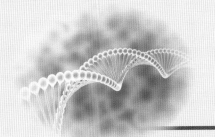

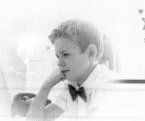

前言

Foreword

　　发育是儿童的生命历程中的重要内容。从呱呱坠地时的懵懂无知，到娴熟技能的获得、光芒智慧的闪耀，神经系统在一次次考验中成长并成熟起来，这是儿童身心健康的关键环节，是儿童发育期重要的指标之一，值得临床医生和家长持续关注。

　　儿童神经和精神领域相关疾病发病率近年来有持续上升的趋势，我本人从事儿童神经科临床工作30余年，越来越深刻地感受到，儿童神经及精神相关疾病诊疗并不仅仅是儿童神经科和精神科专业医生的工作，系统完善的诊治体系的建立更需要广大患儿家长、相关的社会工作者及基层保健医师、儿科全科医师的加入。然而，我们发现，目前大部分相关人员包括基层的医务人员，对于神经及精神疾病的了解甚少，"谈神经科色变"是目前比较普遍的现象，为此，我和我的同事们精心编撰本书，用最通俗的字眼解读复杂深奥的神经精神领域疾病，从专业的视角为非专业群体提供最实用的帮助和指导。

本书中，我们按照家庭健康教育指导、门诊健康教育指导及住院患儿健康教育指导分别进行编排，从基础保健到专业诊治，层次分明，言简意赅，可满足不同受众的需求，期待本书的出版可以为儿童神经疾病知识的普及工作尽绵薄之力。

本书凝结了众多儿童神经科和精神科专家的心血，即将付梓之际，对各位同道表示衷心的感谢！同时，希望各位读者及专家对本书的不足之处给予及时的批评和指正。

方　方

2020 年 8 月

目录

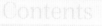

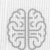
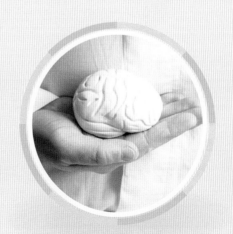

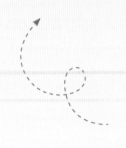

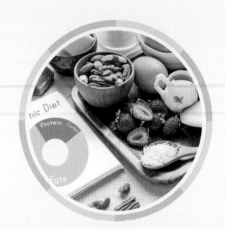

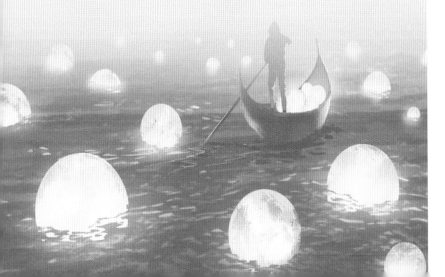

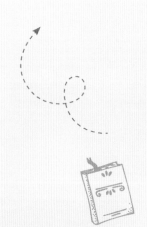

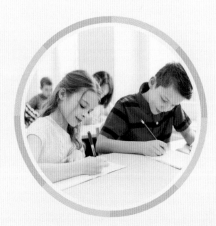

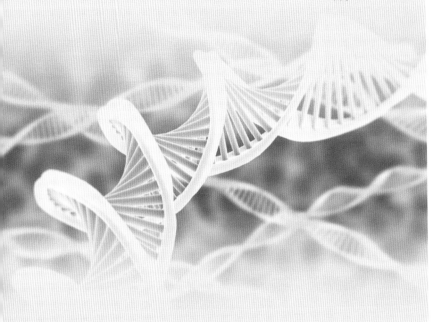

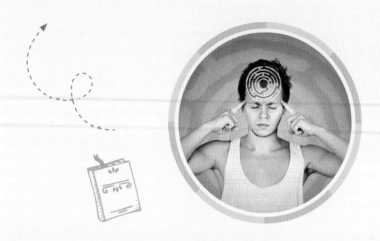

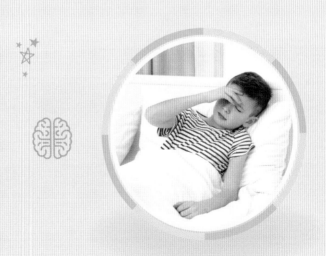

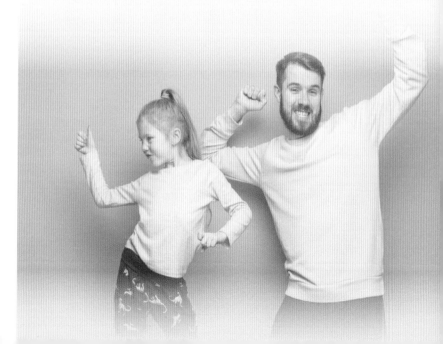

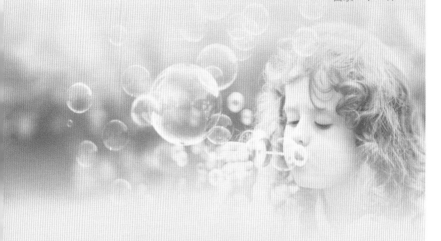

129　PART 3

住院患儿健康教育指导

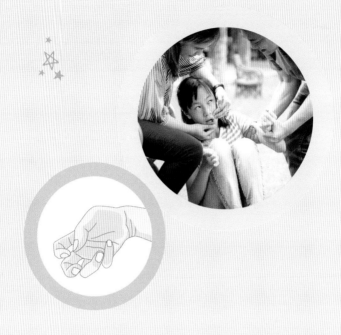

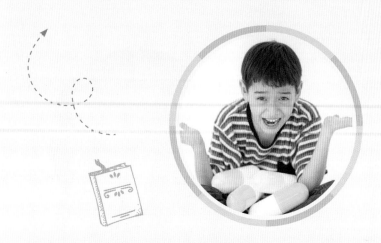

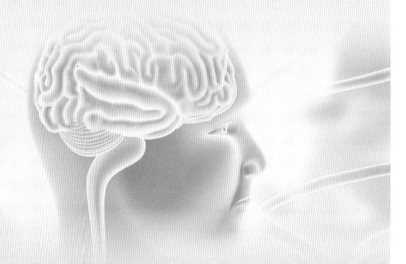

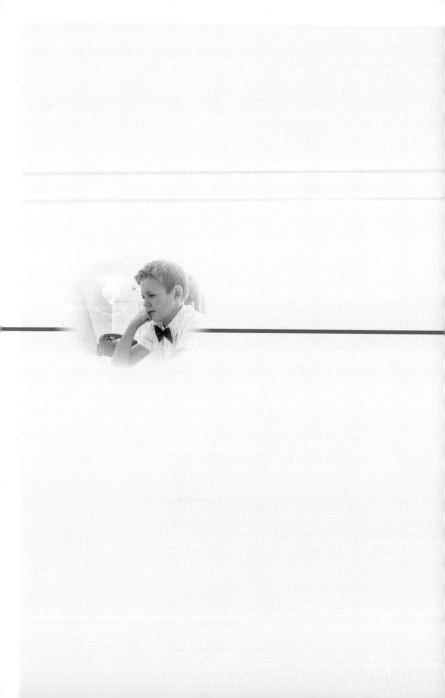

PART 1

家庭健康教育指导

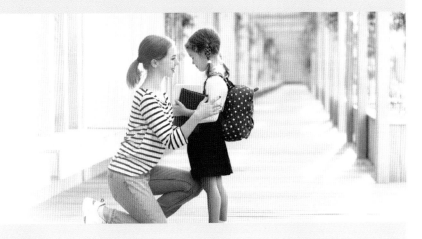

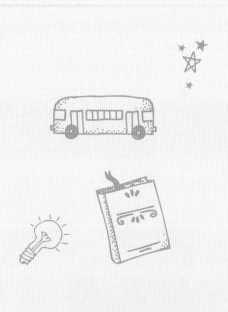

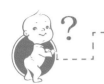

什么是惊厥?

惊厥俗称"惊风"或"抽风",是小儿时期常见的急症,表现为突然发作的全身性或局限性肌群强直性和阵挛性抽搐。多数伴有意识障碍即俗话说的"昏迷、不省人事"。小儿惊厥发病率为成人的 10 倍,尤以婴幼儿多见。

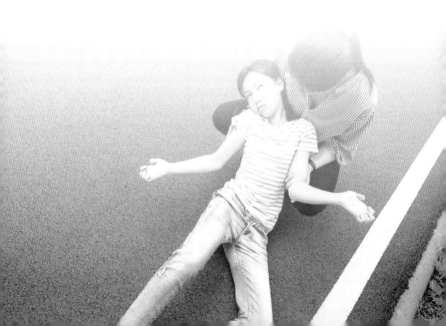

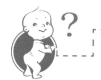

什么是热性惊厥？
热性惊厥会遗传吗？

热性惊厥是婴幼儿最常见的惊厥性疾病,大多发生于各种感染性疾病的初期(以上呼吸道感染最为多见,如感冒等疾病初期),体温骤然上升时出现抽搐,因此称热性惊厥,热性惊厥不包括脑炎、脑膜炎引起发热时并存的抽搐。目前认为对单纯热性惊厥患儿应不诊断为癫痫。如发作前曾无热惊厥发作,则此次发热惊厥发作不考虑为单纯热性惊厥。热性惊厥会遗传,临床上一些热性惊厥的孩子追问病史时多可问出其父母及近亲有幼儿时期热性惊厥史。

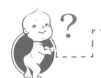

热性惊厥需要治疗吗? 怎么预防?

热性惊厥一般发作短暂,1 次发热抽搐 1 次,多不需要特殊治疗,绝大多数预后良好。热性惊厥的预防:对于易发病小儿,注意日常护理,加强营养,增强抵抗力,尽量减少呼吸道和消化道感染性疾病的发生,疾病初起时注意积极降温。惊厥控制后应尽可能找出惊厥的原发疾病,针对原发疾病选用相应治疗。

热性惊厥是癫痫吗？

从一些研究资料来看,单纯的热性惊厥不诊断为癫痫。但热性惊厥与癫痫可同时发生,同一患儿可有热性惊厥与无热惊厥交替出现,热性惊厥的脑电图可有癫痫波形,这些事实说明热性惊厥与癫痫在遗传倾向上关系密切,热性惊厥患儿有转成癫痫或癫痫综合征的可能性,且目前认为热性惊厥附加症实际上就是癫痫的一个特殊类型。

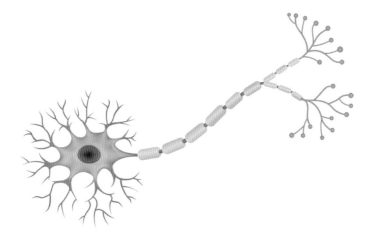

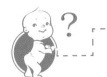

孩子发热同时伴有
惊厥发作一定是"脑炎"吗？

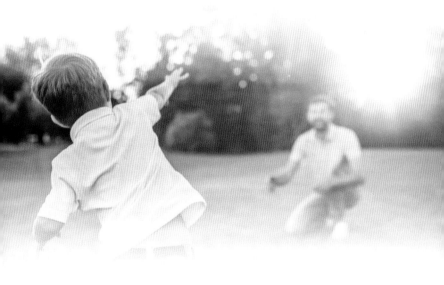

　　脑炎的诊断不能这么轻率,脑炎的孩子可以表现为反复的发热,可以出现抽搐发作,但不能仅凭这一两个症状就简单地诊断为脑炎。需要进一步详细追问患儿的病史及仔细查体,同时需要进行相关的实验室或影像学检查协助诊断。

发热、头痛脑电图异常是脑炎吗?

仅凭发热、头痛脑电图异常诊断脑炎,太过草率。患儿出现反复发热伴头痛、呕吐等颅高压症状,查普通脑电图异常时,提示脑细胞功能受损,应高度怀疑该患儿是否患有脑炎,但确诊的金标准还是行腰椎穿刺术送检脑脊液。

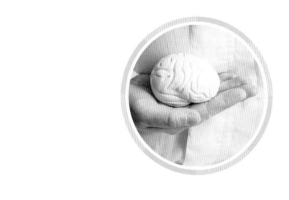

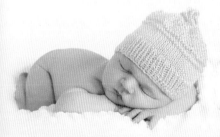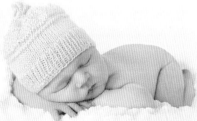

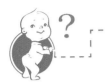

孩子在家里出现
惊厥发作该怎么办?

如果患儿在家中出现惊厥发作,应置患儿于平卧位,头偏向一侧,保持呼吸道通畅,吸氧,防止发生误吸及舌咬伤,保持安静。同时应采取物理降温(如温水擦浴、冰毯冰帽、冷盐水灌肠等)和使用退热药物。惊厥很快终止,神志转清,可以让孩子在家休息。并注意寻找诱因,避免再次发作。首次惊厥发作或长时间惊厥发作,需要及时到医院就诊。如出现长时间发作,要就近就诊,立即静脉缓慢推注或灌肠用地西泮(安定)镇静止抽。

孩子反复出现无热惊厥发作
可能会是什么问题?

　　反复无热惊厥发作病因很多,首先需要考虑的是癫痫发作,需要鉴别的疾病有屏气发作、周围性麻痹、代谢性疾病、电解质紊乱、低血糖发作、睡眠肌阵挛等。需要详细地追问病史及全面系统的体格检查,同时需要做相关的实验室检查和影像学检查等协助诊断。

小婴儿出现频繁"打激灵"症状，伴有发育落后，可能是什么问题？

婴儿在发育过程中会出现一些发作性行为，有的是生理性行为，而有的则属于病理性行为，如小婴儿（尤其 1 岁以内）出现频繁"打激灵"症状，并伴有发育落后，首先应考虑癫痫发作，如肌阵挛发作、痉挛发作等。为明确诊断应仔细观察婴儿发作时的情况，如发作时面部表情、眼神、肢体动作及意识状态等，并密切关注发作前有无诱因、发作有无规律及发作后的状态。如婴儿发作时动作刻板，伴有面部表情或眼神呆滞、面色或口唇发绀、尿失禁等，并且感染、疲劳等因素诱使发作加剧，发作后婴儿出现哭闹、嗜睡或乏力等，严重时甚至出现智力、运动退步，则应高度怀疑癫痫发作，建议尽快到儿童医院神经科就诊，并遵医嘱进一步做脑电图、头颅影像学及血液等相关检查以协助诊断。

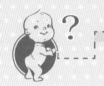

孩子睡眠中有时
肢体抖动一下是不是癫痫？

有的孩子在睡眠中会出现肢体抖动一下,这会引起家长的恐慌,害怕是癫痫发作,但并不是所有睡眠期肢体抖动均为癫痫发作。家长应该仔细观察孩子抖动时的表现,如多发生在刚入睡或快醒时,并且部位不恒定,随睡眠加深,抖动症状逐渐消失,为睡眠肌阵挛的可能性更大。睡眠肌阵挛是一种生理性的睡眠期运动,可见于任何年龄段,脑电图没有异常的改变。癫痫性肌阵挛发作是指由于大脑感觉运动皮层异常放电引起的突然、快速、闪电样的某一或多块肌肉的抽动。其肌阵挛呈局灶性或多灶性、非节律性或节律性,多累及肢体远端如手或脚的抽动,这种发作不仅出现在睡眠期,也可出现在清醒期。脑电图可见痫样放电。所以可行视频脑电图以进一步明确是否为癫痫发作。

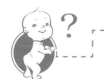

什么是多动症?

　　很多家长对多动症的认识存在误区,认为多动症不是病,不需要治疗。我们曾做过家长问卷调查,有 2/3 的家长对多动症不能正确认识,仅有 1/3 的家长认为多动症是病。其实,多动症是儿童期最常见的一类心理行为障碍。是从儿童到成人都可能发生的疾病,多动症是俗称,其学名又称注意缺陷多动障碍(ADHD)。主要表现为与同龄儿童相比,明显地注意力不集中、不持久,行为多动和冲动难以控制,情绪易激惹。这些孩子智力大多正常或超常,但却常伴有学习困难、人际关系差、对立违抗和适应不良。其异乎寻常的行为可发生在家庭、学校和社会多种场合,严重影响孩子的生活、学习和人际交往,也给父母和老师带来麻烦和烦恼,甚至给家庭和社会造成一定危害。多动症可发生在儿童,也可持续到成人,所以又有儿童多动症和成人多动症之分。

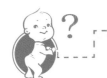

多动症孩子与顽皮的孩子
有区别吗?

很多家长认为:孩子好动是天性,顽皮的孩子聪明,小时候淘气好动,大了就会好了……事实却并非如此简单,顽皮≠多动症。那么如何区分正常和异常,天性与疾病? 我们认为正常儿童的多动能控制、分场合,学习时能专心,不影响听课、写作业,不影响交往。而多动症的孩子听课分心,写作业拖拉、马虎,完成困难,其多动行为是明显的、过度的、盲目的、难以控制的。并且伴有一系列的行为问题如发脾气、情绪不稳、逆反、人际关系不良、行为幼稚、言语问题、咬指甲、学习困难、动作不协调、睡眠障碍等。有经验的专科医师是很容易区分多动症与顽皮的孩子的。

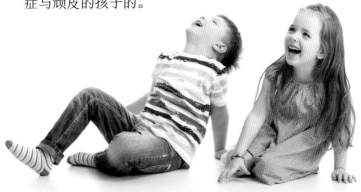

不多动的孩子就不是多动症吗？
为什么看电视、玩电脑游戏专心
的孩子部分被诊断为多动症？

很多家长会问医师"我的孩子挺听话的，也不多动，怎么会是多动症呢？"这些看似安静的孩子会是多动症吗？答案是肯定的，注意力缺陷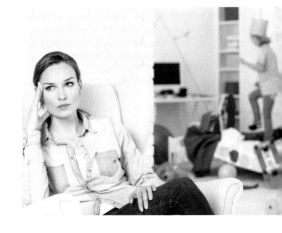型多动症是一种特殊类型的多动症，也可称为"安静型多动症"，其症状比较隐匿，由于不多动，不易被早期发现，往往见于女孩子，她们看着乖巧、听话、老实，可大多做事拖拉磨蹭，尤其是上课不专心，做作业慢吞吞，经常粗心马虎，丢三落四，学习成绩不稳定，多在小学 3 年级以后出现学习退步，方引起家长重视，前来就诊治疗，往往失去了早期诊治的最佳时机,提醒家长更应警惕。这些孩子由于有注意力缺陷,做事不专心、不持久,往往在完成学习任务方面效率低下,如听课、写作业、执行某项特定任务方面出现问题,而在自己感兴趣的非任务的活动,如看电视、玩游戏、看课外书等方面也会表现得很好,家长往往认为孩子怎么会有注意力缺陷,甚至被贴上多动症的标签呢? 其实,这也是多动症的表现,我们在完成学习任务时,需要的是主动注意,而游戏活动仅需要被动注意。多动症孩子往往主动注意有缺陷。

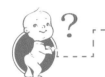

成绩差和多动症是一回事吗?

　　不少家长和老师认为,孩子成绩差又顽皮就是"多动症",我们也常听到家长抱怨:"我的孩子成绩差,就是因为多动,上课不专心,不然孩子成绩就不会差。"这些被贴上"多动症"标签的孩子并不一定都是"多动症"。引起学习困难、成绩差的原因很多,学习过程受智力和非智力两大因素影响。如果孩子智力低,社会适应能力差,可以表现多动、不专心、学习能力差,导致学习困难和成绩差,而对于智力正常的孩子,如果学习态度不端正,学习动机不足,学习方法不好,学习跟不上,也可表现为多动、不专心继而导致学习困难和成绩差,尽管多动症的孩子可以伴有学习困难、成绩差,但是成绩差的原因太多了,我们不要简单地把成绩差和多动症划等号,避免贴标签,这样会有损孩子的自尊心。当孩子出现学习困难,同时有注意力不集中、多动的表现时,应找专科医师对孩子进行评估和诊断,找出学习困难的原因,对症下药。

多动症都有哪些主要的表现?

很多家长关心多动症究竟有哪些异常表现,简单说来有三个方面,即注意力缺陷、多动和冲动。

❀ **注意力缺陷**:即注意力不集中、不持久。若孩子在学校上课专心,回家坐不住,爱分心,家长就不用太担心,而如果孩子常常上课不专心,东张西望,易发呆,做事有始无终,虎头蛇尾,做作业不能全神贯注,拖拉马虎,边做边玩,总是需要人盯人管,常常半小时作业要做 1~2 小时,学习成绩不稳定,就要引起家长重视,及早就诊。

❀ **活动过度**:即过度活动不能自控,包括大动作多,小动作多,话多且不分场合,不能控制,影响孩子生活学习和交往,是同学和老师眼里的麻烦孩子。上学后往往坐不住,屁股上像长了"钉子",严重者会钻桌子下,大声说话,影响课堂纪律,打扰别人,该做的事做不好,不该做的事总做。往往老师让家长带孩子就诊。家长也要坦然接受,及时就诊。

⚙ **容易冲动**:鲁莽冲动,做事不考虑后果易犯错。常行动快于思维。常抢答,不能等待,爱插嘴或干扰别人。情绪控制能力差,往往因为一点小事与同学闹矛盾,乱发脾气,扔东西,打人,情绪爆发时不能控制,易发生意外伤害。这类孩子往往最难管教,易做违纪违法的事情,如逃学旷课、打架斗殴、吸烟酗酒、偷窃抢劫、交通违章等,对个人、家庭和社会造成危害。

⚙ **其他**:多伴有学习困难和一些不良行为,多动症孩子多数智力正常,少数超常。但由于注意力不集中、多动和冲动,往往学习困难,低年级尚不明显,三年级以后多出现学习退步,上初中以后多成绩跟不上。造成厌学,甚至辍学。有些孩子爱抠手、咬指甲、挤眉眨眼、口吃、爱说谎等。

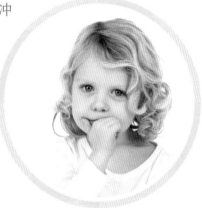

多动症患儿各年龄阶段的
表现有什么特点?

多动症各年龄阶段表现各不相同,家长需要仔细观察并与同年龄孩子相比较,这样才能早期发现问题,及早进行干预。

✿ **新生儿期:**多有易哭闹、易兴奋、难哄睡、夜哭、易惊醒、惊跳等。

✿ **婴儿期:**约30%的多动症患儿出生后就显得多动,不安宁,会走即跑,易摔倒,容易发脾气,易激惹,常任性不听话,睡觉少,家长抱怨孩子难照养。

✿ **幼儿期:**约半数以上多动症患儿在此阶段表现与其他小孩不同,表现得特别淘气好动,乱跑,一刻不停,易受伤害,不听家长的话,难管教,注意力不集中,不能安静片刻做好一件事情。由于多动不宁,家长很难安排好进食和睡眠活动。

✿ **学龄前期:**可表现为在幼儿园淘气好动,精力特别旺盛,老是管不住自己,不能按老师的要求做事,不服管教,做事不专心、不认真,好招惹小朋友,是老师眼里的麻烦孩子。

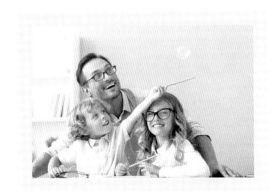

⚙ 学龄期:症状比较典型,表现为注意力不集中、多动和冲动。多动症会影响学习,上小学后要求孩子控制力提高了,需要能静坐,要专心听讲,按时完成作业,在学校里与同学友好相处,这对多动症的孩子是有困难的,也给老师教学带来困难,往往成为老师烦恼的对象。

⚙ 青春期:进入初中后,孩子的一些行为问题,如多动、冲动会有所好转,好像变得"听话"了,其实症状只是发生了一些变化,注意力不集中仍然突出,不能适应中学的学习任务,学习大多跟不上,情绪也更加不稳定,同学关系差,容易出现厌学、自卑,更易出现各种情绪障碍,焦虑、抑郁、强迫及双相障碍。

⚙ 成年期:由于注意力不集中,很难完成学业,工作效率低,计划性差,职业和婚姻状况不稳定,情绪控制力差,人际交往差,更易参与赌博、酗酒,做出一些违法的事情。

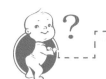

家长如何早期判断孩子是不是得了多动症?

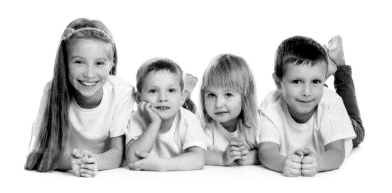

孩子得了多动症往往不能早期去医院进行诊治,多在发病3~4年才来就诊,影响治疗效果,造成这样的结果与家长对多动症不了解、不认识、不重视有一定的关系。那么怎样才能早期发现呢? 这里告诉家长要观察的一些问题:

❀ 孩子的注意力不集中、多动、冲动行为是否在幼儿园或小学出现?

❀ 这些行为是否比其他同年龄同性别儿童发生得更频繁、更严重?

　　🌸 这些行为是否持续存在(至少 6 个月以上)并难以控制和改变?

　　🌸 这些行为是否发生在多个场合而不只发生在一个地方?

　　🌸 这些行为是否明显导致孩子的学习和社会功能损害?

　　如果以上 5 个问题回答是肯定的,那么就要高度怀疑得了多动症,需要及早就诊。

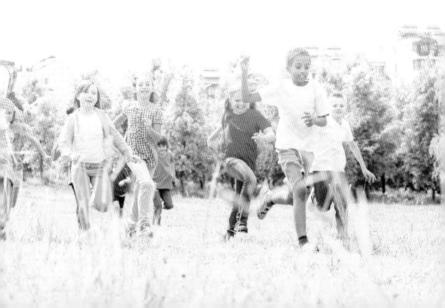

小朋友经常出现不自主眨眼睛、晃头、清嗓子是什么原因?

　　有些小朋友经常出现不自主眨眼睛、晃头、清嗓子,很多家长因为这些原因而带患儿就诊于五官科,按结膜炎或咽炎等长时间治疗不见好转,才就诊于神经内科,这也是为什么抽动症易被漏诊的原因。一旦患儿出现上述症状,要警惕患儿是不是患抽动症了,最好带患儿到正规儿童医院就诊。

什么是抽动症？和多动症一样吗？

抽动是一种不随意的、突然发生的、快速的、反复出现的、无明显目的的、非节律性的运动或发声，是不可克制的。抽动症又称抽动障碍，起病于儿童和青少年时期，多于 4~7 岁开始发病，男孩发病率较女孩高。抽动症早期由于症状较轻，影响较少，家长常误认为是孩子的不良习惯而被忽视。抽动障碍可伴有注意力不集中、多动、强迫动作和思维以及其他行为症状。

抽动症和多动症是独立的两个病，但有时会在同一个患儿身上同时共患。多动症患儿的行为呈冲动性，自控能力差且杂乱无章，无论在什么场合都是忙碌不停，胡乱吵闹，调皮捣蛋，令人"头疼"，而且多动症患儿兴趣爱好少，即使儿童通常喜欢的游戏、少儿电视节目等，也不能使其专心致志。

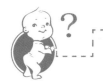

抽动是孩子故意搞怪吗？
哪些因素会影响抽动症？

家长要与患儿的老师做好沟通，抽动并不是孩子故意在搞怪，而是一种疾病，疾病本身表现为肌肉抽动和发声抽动，是可以治疗的。应鼓励患儿正视疾病，给予一定的耐心。患儿情绪激动，过度兴奋或生气，或活动过量产生疲劳，天气变化时反复感冒生病，家庭中父母关系紧张，或老师及家长给患儿学习压力过大等，均可能会诱发患儿抽动发作，甚至抽动加重。

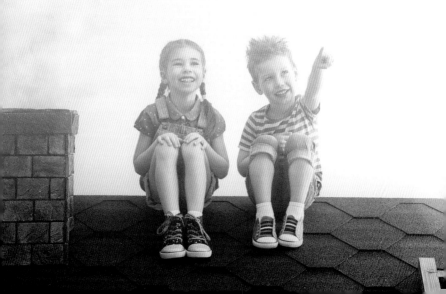

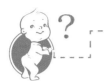

先天性疾病都是遗传的吗?

所谓先天性疾病,通常指出生时即表现出临床症状的疾病。而遗传病是由遗传因素如基因突变或染色体畸变所致,例如由于染色体异常的 21- 三体综合征患儿表现眼角上斜、塌鼻、眼距宽等特殊面容,在婴儿一降生,有经验的医师就能看出来。有些胎儿在母体内发育过程中,由于环境因素或母体的变化,例如大剂量 X 线照射、缺氧、病毒感染、应用某些药物等各种致畸因素的作用,影响了胎儿的发育,出现某些异常的症状和体征,虽然是先天的,可并非遗传性的。比较典型的例子是,母亲在妊娠 3 个月内感染风疹病毒或巨细胞病毒等,引起胎儿先天性心脏病、大脑发育异常等,或者孕期缺乏叶酸导致脊柱裂或无脑儿,在这种情况下,就不能认为是遗传病,这些并非基因改变所致,而是环境因素影响的结果,不会传给后代,所以不是遗传病。

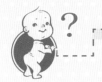

父母身体健康为什么
孩子会得遗传病？

经常有家长问，我们双方及双方家族中均身体健康，没有任何遗传家族史，为什么我的孩子会得遗传病呢？这类疾病是怎样产生的呢？研究表明，人们体内的遗传物质包含 10 万多对基因，每个人都或多或少带有几个异常基因。这些异常基因平时隐藏不露，只有当夫妇两人携带的异常基因碰巧是同一个疾病的基因且配成对时，孩子才会发病。还有一种情况是只有妈妈携带异常基因，但由于该基因位于 X 染色体上，如果生男孩也会有 50% 的发病可能，这种情况临床上分别称为常染色体隐性遗传和 X 连锁隐性遗传。因此，父母健康，孩子依然有患遗传病的可能。

孩子患有遗传性疾病，
家长是否还可以再孕育健康的子女？

这是很多不幸的家庭非常关注的问题，也是进行基因诊断的重大意义所在。根据第一个孩子所患疾病的遗传方式不同，再生育患病孩子的概率也不同，例如第一个孩子是21-三体综合征则第二个孩子为"先天愚型"患儿的概率为3%，而一个常染色体隐性遗传病患儿的母亲，再次生育时孩子的发病率为25%。因此，如何防止再生育异常患儿的风险，首先要明确第一个患儿所患疾病的类型、遗传方式、基因突变位点等，同时再怀孕之前需做好充分的心理和身体上的准备，并进行正规的遗传咨询，以及全面的产前检查，常见的为羊水检测。尽管存在一定风险，但是这样的家庭仍然是可以再孕育健康子女的。

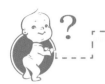

孩子出生时正常，
为什么会得遗传病？

在日常生活中，我们经常会遇到这样的孩子：出生时很正常，随着年龄的增长，逐渐出现行走困难、活动受限、智力及语言倒退，有时会伴有癫痫、精神行为异常、视力及听力下降等异常表现，呈进行性加重，当一般治疗无效时，医师通常会考虑为遗传性疾病而进行相应的检

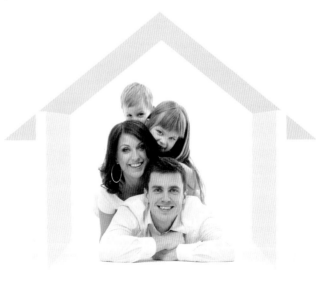

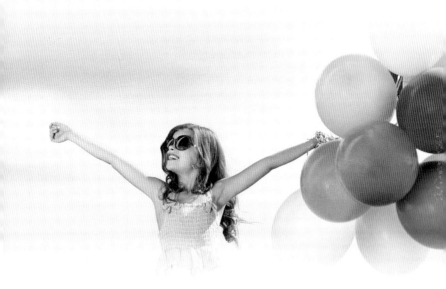

查,特别是根据临床症状、查体、实验室检查结果,进行
基因的检测。这时家长通常会有疑问,我们双方家里都
没有家族遗传史,孩子生下来也好好的,怎么会是遗传
病呢? 我们应该知道,遗传病并不一定是在出生时就有
表现的,根据基因突变及遗传方式的不同,其起病年龄
也不同,例如脊肌萎缩症分为婴儿型、中间型、青少年型
和成年型,同样是一个病,最早在宫内及生后 2~3 个月
即可出现症状,最晚可以到 20~30 岁以后才发病。所
以出生时正常并不代表不会得遗传病。

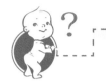

什么是遗传代谢病？
遗传代谢病有哪些特征表现？

遗传代谢病是指由于基因异常突变导致维持机体正常代谢所需某些物质减少，有害或不正常的物质过度堆积的一大类疾病，包括有机酸、氨基酸、脂肪酸、线粒体及溶酶体等异常的疾病。属于遗传病中的一类，这类疾病的症状多种多样，可累及人的各个脏器，例如生长发育落后，体重不增，皮肤毛发异常，特殊面容及骨骼异常，视觉听觉及牙齿异常，肝脾大，反复呕吐、腹泻，贫血，心脏疾患，甲状腺等腺体激素分泌异常等，其中神经系统受累最常见，多表现为智力低下、癫痫、精神行为异常、运动倒退等。因此，尽早发现患儿的异常表现，及时就诊很有必要。

遗传代谢病能治吗?
遗传代谢病的治疗原则是什么?

遗传代谢病是由于基因突变造成的疾病,原则上是不能治疗的。但是,有些疾病可以通过外源性补充或替代人体必需的活性物质,使这些疾病得到控制或改善,甚至可以达到不影响功能及寿命的效果。目前已知的疾病中大约有 10 余种代谢病可以得到治疗。遗传代谢病的治疗原则主要包括饮食治疗、对症治疗(提供所缺的生物活性物质、改善症状的药物)、酶补充治疗及生活管理等。随着科学的进步,器官移植、基因治疗都将成为遗传代谢病患儿的希望。就神经系统而言,大脑的损害是不可逆的,例如临床常见的高苯丙氨酸血症和甲基丙二酸血症(维生素 B_{12} 反应型),越早治疗,患儿接近正常的可能性越大。因此,对于遗传代谢病的治疗原则是早期诊断和早期治疗。

血、尿代谢筛查的目的是什么？

遗传代谢病病种数量繁多，发病机制复杂，临床表现多种多样且缺乏特异性，根据传统的检测手段很难明确具体的病因。随着检测技术的进步，通过应用串联质谱技术和气相色谱 - 质谱技术检测患儿的血尿样本，可以一次性地筛查多种疾病，具有极高的分析效率和广泛的筛查范围，能在较短的时间内分析出超过 100 余种遗传代谢病，包括氨基酸、有机酸、脂肪酸等遗传代谢性疾病。因此，对临床表型不典型且不能排除遗传代谢病的患儿进行血尿代谢筛查，可以尽早发现这类疾病，使患儿早期诊断、早期治疗。

血、尿代谢筛查未见异常，
为什么仍不能排除遗传代谢病？

临床上会经常遇到家长询问："血、尿代谢筛查未见异常，孩子是不是就可以排除遗传代谢病了？"医师常常会回

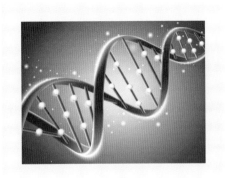

答："不能"。因为，血、尿代谢筛查的疾病仅 100 余种，而遗传代谢病包括的范围很广，所以对有些患儿血、尿筛查阴性不能排除患其他代谢病的可能。另外，血、尿筛查也有假阴性的可能，同时与患儿采血时的饮食、用药、发育阶段都有关系，如果临床症状可疑，有时候需隔期复查血、尿代谢或进行其他遗传病的检测。因此，一次血、尿筛查正常，并不能完全排除遗传代谢病的可能。

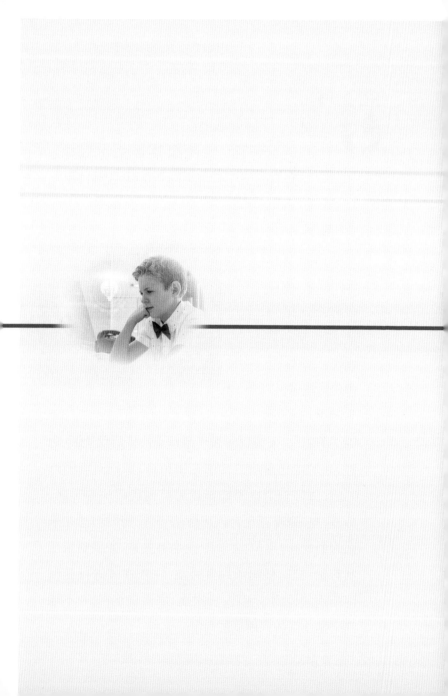

PART 2

门诊健康教育指导

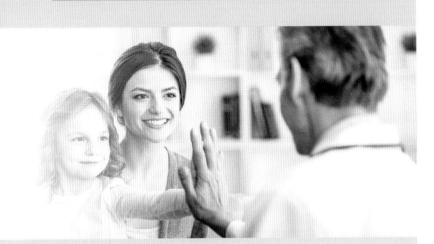

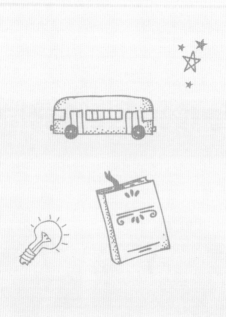

热性惊厥的孩子
将来会得癫痫吗?

热性惊厥是小儿时期最常见的惊厥,0~4 岁小儿发病率为 460/10 万,热性惊厥预后良好,但反复发作可能造成惊厥性脑损伤。并且与一般人群比较有较高的癫痫发生率。近期研究表明患儿继发癫痫的主要危险因素是:

⚙ 首次热性惊厥前已存在明显的神经系统异常或发育落后。

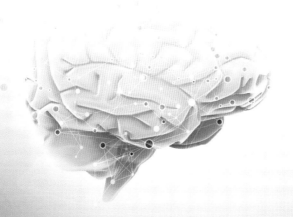

✿ 复杂型热性惊厥,其主要特征包括:①单次惊厥发作持续≥15 分钟;②一次热程中有≥2 次的发作;③局灶性发作。

✿ 一级亲属(父母或同胞)中有癫痫史。热性惊厥发作时发热持续时间越短,癫痫危险性越高。

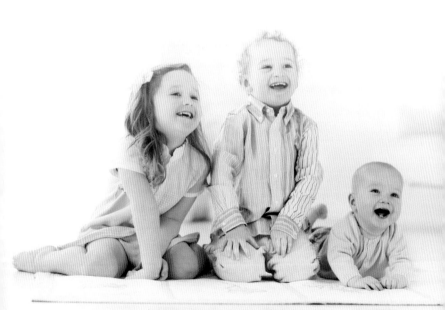

热性惊厥的孩子
应何时做脑电图?

发生于健康儿童的首次单纯性热性惊厥,脑电图检查可以不作为常规项目,但应当指出:临床脑电图检查对于有神经系统局部定位体征的热性惊厥患儿具有一定的鉴别诊断价值,尤其是曾有复杂型热性惊厥史后又出现无热或低热惊厥以及有精神运动发育异常者,脑电图检查对指导临床诊断和治疗有很大帮助。热性惊厥发作后的脑电图背景活动异常,可见 1~2Hz 慢波活动,1 周后上述慢波活动明显减少,并且惊厥后 1~6 天内异常波暴发的比例不高,并且有学者认为热性惊厥后 1~6 天内脑电图的改变,在单纯性热性惊厥与复杂型热性惊厥是相同的,故建议热性惊厥的孩子应在惊厥后 1~2 周进行脑电图检查。

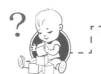

什么是屏气发作？

屏气发作常见于6个月至6岁的儿童。发作常有诱因,如生气、惊吓恐惧、兴奋或轻微损伤等。发作时首先大哭,然后呼吸突然停止,持续数秒至数十秒,伴有意识丧失,头向后仰,躯干及肢体强直,姿势不能维持,常有震颤或阵挛性抽动,1~2分钟后意识迅速恢复,活动正常,无发作后状态。发作间期及发作期脑电图无痫样放电,背景可有阵发性慢波。多不需要药物治疗,严重时可进行适当的行为治疗。

什么是癫痫？如何诊断？

癫痫即俗称的"羊角风"或"羊癫风"，癫痫是一组由已知或未知病因所引起，脑部神经元高度同步化且常具自限性的异常放电所导致的综合征。以反复性、发作性、短暂性、刻板性的中枢神经系统功能失常为特征。

癫痫的诊断步骤分为"三步曲"：①首先确定是不是癫痫。诊断癫痫必须至少有一次癫痫发作。②根据患儿的发作形式、体格检查、脑电图、影像学检查、家族史等综合分析判断属于哪一类型的癫痫或癫痫综合征。大多数患儿发作时并不在医院，因此这就需要家长密切观察，尽可能准确地把患儿的发作形式描述给接诊医师，如果在急救过程中能将患儿的发作情况用录像的方式记录下来，对大夫的判断及患儿的诊治会有很大帮助。③寻找癫痫发作的病因。这一过程是漫长的，甚至贯穿于整个治疗过程中，需要进行一系列的实验室检查、影像学检查、遗传代谢检查，甚至基因方面的检查等来帮助明确。

癫痫会遗传吗？
家里没有癫痫患者，能得癫痫吗？

大量研究证明，癫痫和遗传因素有关。多数专家认为，遗传是特发性癫痫发病的主要原因。这一观点经历了长时间争论，直到 20 世纪 50 年代，通过对癫痫患者及其有血缘关系的亲属的大量调查，发现不仅特发性癫痫，而且继发性癫痫的直系亲属癫痫发病率也远比普通人群高。有关研究显示特发性癫痫的亲属比一般人的癫痫发病率高 4~10.2 倍，比继发性癫痫高 3.8 倍。遗传在癫痫发生中的确切机制目前还不明了。

癫痫的病因复杂多样，除遗传因素外，还有脑部疾病如脑炎、脑膜炎、颅脑外伤、脑出血等，缺氧性疾病、代谢性疾病、内分泌紊乱及中毒等也可引起癫痫，因此癫痫诊断后，寻找病因很重要。

癫痫是由哪些原因造成的？

癫痫是最常见的神经系统疾病之一,是一组病因复杂的慢性疾病,按照病因分为:

🔅 **遗传性**:由遗传物质异常导致,如特定的遗传基因突变或染色体结构或数量的异常导致。

🔅 **结构性**:如脑先天发育畸形、脑积水、脑炎后脑软化、脑出血后脑萎缩等导致,结构性病变可通过头颅影像学检查来明确。

🔅 **代谢性**:先天遗传代谢性疾病可导致癫痫,如甲基丙二酸血症、苯丙酮尿症等。

🔅 **免疫性**:自身免疫性因素也是癫痫的原因,如自身免疫性脑炎所致的癫痫。

🔅 **感染性**:癫痫可由于感染直接导致,如各种类型的中枢神经系统感染性疾病,例如病毒性脑炎、化脓性脑膜炎、脑囊虫、脑脓肿等。

🔅 **不明原因**:指根据目前的检查手段,尚未找到明确病因的癫痫。

癫痫发作形式有哪些?

癫痫的发作形式多种多样,大致可分为局灶性发作及全面性发作两大类。这两种发作的主要区别表现在脑电图及有无意识丧失两方面。局灶性发作脑电图异常放电局限在脑的某一部分或从某一局部开始,发作时意识不丧失。而全面性发作脑电图为两侧大脑半球同时放电,发作时意识丧失。局灶性发作主要包括简单部分性发作、复杂部分性发作、痴笑发作及局灶性发作演变为全面性发作。全面性发作主要包括失神发作、肌阵挛发作、强直性发作、强直 - 阵挛发作、失张力发作、痉挛发作等,还有少部分癫痫按目前标准无法确定发作类型。正确判断癫痫的发作类型非常重要,是指导治疗、判断预后的重要依据。

孩子得了癫痫需要做哪些检查?

脑电图是癫痫诊断的最基本、最重要的工具,应该说癫痫的诊断必须要做正规的脑电图检查,最理想的是能够监测到发作期的脑电图。但临床上大多数的孩子发作比较少,很难预测何时会抽搐,所以一般是做发作间期的脑电图(就是不发作的时候做脑电图)。癫痫的孩子发作间期的脑电图 80% 左右可以检查出癫痫波,从而可以做出明确的诊断。除了脑电图以外,为了寻找癫痫的病因,还要做相应的检查,最常做的是头颅影像检查,如头颅 CT 或者核磁共振。医师通常会根据孩子总体的特点,选择一些针对性的检查手段,例如孩子还存在智力、运动等发育障碍,则需要做一些遗传病的相关检查,如代谢病筛查、基因学检查等。此外,也应做血糖、电解质等检查,排除可以引起抽搐的其他原因。

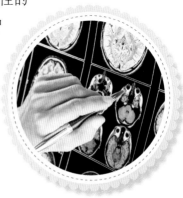

脑电图正常能除外癫痫吗？

脑电图正常不能除外癫痫,据统计约 80% 的癫痫患者脑电图异常,而有 5%~20% 的癫痫患者发作间期脑电图检查是正常的,因此临床上不能因脑电图正常就排除癫痫的诊断。

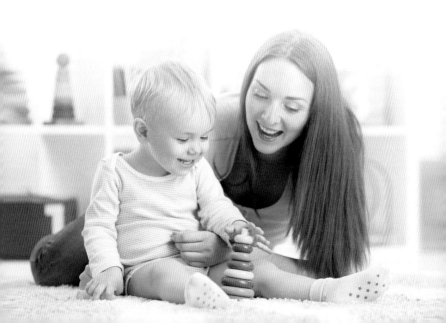

脑电图必须在发作时做吗？
不发作时做脑电图能诊断癫痫吗？

脑电图并不一定要在癫痫发作时检查。在无癫痫发作时的脑电图称为发作间期脑电图，主要用于癫痫的诊断，如癫痫样放电是否存在以及放电的部位，还可判断脑功能的状态。癫痫的诊断主要依靠临床表现，典型的发作对确定诊断有决定性意义，脑电图检查是重要的诊断依据，不能单凭发作间期脑电图异常就诊断癫痫。

做脑电图时应注意哪些事项?

做脑电图检查前一天应洗头,并且不能用发油。检查前如果无特殊情况一般应继续服用既往抗癫痫药物。检查前应正常进食,检查时避免精神紧张,要全身放松。

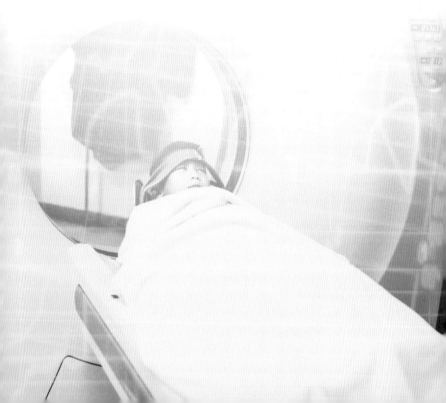

得了癫痫什么时候开始治疗？

目前对癫痫的药物治疗时机尚无统一规定，治与不治以及何时治疗主要取决于复发的可能性，而癫痫复发率与癫痫的类型和病因有关。对首次癫痫发作（癫痫持续状态除外），或诊断明确的儿童良性癫痫，不一定立即给予抗癫痫药物治疗，若有反复发作，则应进行正规治疗。若认为复发的危险性很大，并可能带来严重后果，则不必等待而应尽早开始治疗，以减少惊厥性脑损伤。

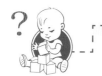

癫痫的治疗方法有哪些?

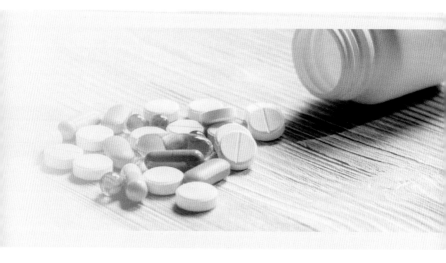

癫痫的治疗首选药物治疗,主要是用抗癫痫药物治疗,提倡单药治疗,对于单药治疗效果不好的患儿选择合理的联合用药。此外,还有辅助抗癫痫药物,包括促肾上腺皮质激素、免疫球蛋白、糖皮质激素等。非药物治疗包括生酮饮食、癫痫外科手术,经颅磁刺激以及迷走神经刺激术等,对某些难治性癫痫有效。

小儿癫痫治疗及用药
需要注意什么?

目前对药物治疗开始的时机尚无统一规定。何时开始治疗主要取决于复发的可能性。第一次惊厥后 1 年内复发率为 34%,5 年内复发率为 51%,对首次癫痫发作(除外癫痫持续状态),一般允许观察一段时间,但如果认为复发的危险性很大,并可能带来严重后果的,应尽早开始治疗,以减少惊厥性脑损伤。

一般在开始治疗时应采取单药治疗,只有在经规律服药后,血药浓度已达治疗范围仍不能控制者,方考虑换用另一种单药或加用另一种药物治疗。用药应逐渐

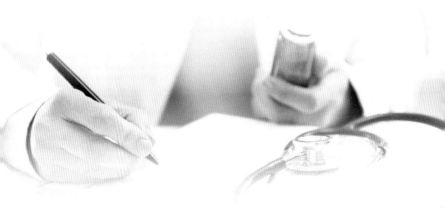

加量,且尽可能以小的剂量控制临床发作,以减少药物的副作用。需要注意的是儿童正处于生长发育和学习的重要阶段,在选择抗癫痫药时,应充分考虑到对患儿认知功能的影响,在用药过程中应注意观察,如药物对患儿认知功能产生严重影响,应权衡利弊,必要时可更换药物。

药物治疗开始后,一定要规律用药。不规律用药可降低疗效,加重发作。用药期间要定期随访,做好完整的治疗记录,根据患儿体重变化、血药浓度、临床疗效、不良反应的发生情况等遵专业医师医嘱调整用药。定期做神经系统检查、脑电图、影像学检查,进行血常规、肝肾功能、血生化等测定,指导用药。

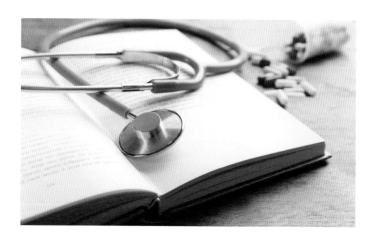

儿童常用抗癫痫药物有哪些?

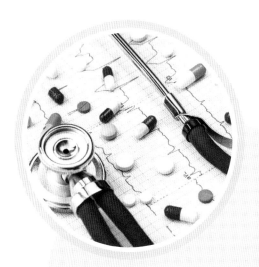

目前儿童常用的抗癫痫药物有:丙戊酸钠、左乙拉西坦、奥卡西平、托吡酯、拉莫三嗪等。

癫痫可以治愈吗？
需要终生服药吗？

抗癫痫药物需长期治疗,具体服药时间长短要根据癫痫类型、病因、年龄、家族史、脑电图及心理状态等决定。大多数专家主张发作控制及脑电图恢复正常后继续服药3~4年方可减停抗癫痫药,家长切记不要心急,一定要遵循专业医师的指导,谨慎、逐渐减停,避免因减药速度过快或者突然停药诱发撤药综合征或癫痫持续状态。整个停药期可为1~2年。停药后5年不复发可认为癫痫控制稳定或不存在。

长期抗癫痫治疗何时
可以考虑减量停药?

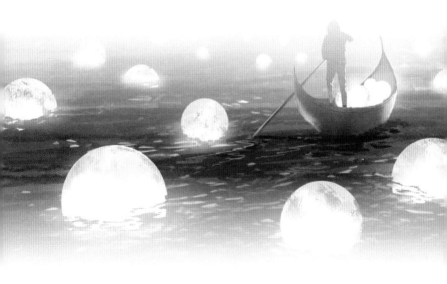

　　关于癫痫发作控制后还要服药多长时间才能减量停药,目前尚无统一规定。多数神经科医师主张发作停止后需继续服药 3~4 年方可考虑停药,延长疗程可减少复发的可能性,具体服药时间的长短要根据癫痫类型、病因、年龄、家族史、脑电图以及心理状态等决定。

规律治疗癫痫
停药后还会再发吗？

抗癫痫治疗停药后存在复发的可能性。规律治疗的癫痫患儿中有约 1/4 的癫痫患儿在发作控制后继续服药 4 年，停药后仍有复发。因此在停药期也应继续观察患儿病情变化。

抗癫痫药物每天服用
几次效果好？应如何服用？

抗癫痫药物每日总剂量分几次服用合适应参考药物的半衰期和临床发作规律,合理分配给药次数、剂量和给药间隔。如苯巴比妥、卡马西平、奥卡西平、拉莫三嗪、托吡酯、左乙拉西坦可每日服用2次,间隔12小时1次;丙戊酸钠可每日3次,间隔8小时1次。

哪些抗癫痫药物可以研碎服用？

多数抗癫痫药物可以研碎后服用，但缓释片剂不可以，要注意药物说明书提示的服用方法。目前我国抗癫痫药物中只有德巴金是缓释片，该剂型在进入患者胃内时会逐渐崩解，被研碎后服用会失去原有的长效作用，因此不能研碎服用。

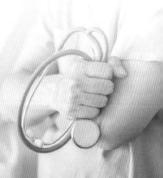

抗癫痫药常见的副作用有哪些?

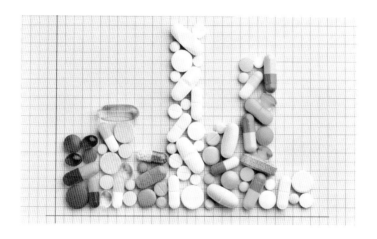

　　传统的抗癫痫药物有丙戊酸钠、卡马西平、苯巴比妥、苯妥英钠。①丙戊酸钠的常见副作用如下:胃肠道反应:厌食、恶心、食欲缺乏、呕吐、腹泻等。神经系统不良反应:嗜睡、眩晕、震颤、共济失调、复视等。血液系统不良反应:白细胞减少、血小板减少、低纤维蛋白原血症等。还可有肥胖、脱发、肝中毒性肝炎、血清碱性磷酸酶增高、谷草转氨酶升高、谷丙转氨酶升高、高氨血症等。②卡马西平的常见副作用有嗜睡、共济失调、粒细胞下

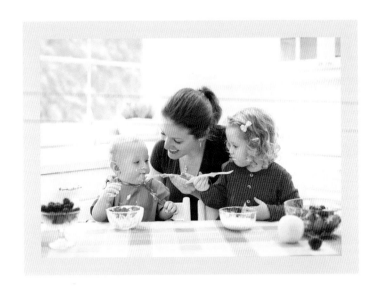

降、视力障碍、皮疹、肝功异常。其他还可有恶心、呕吐、胃肠不适、腹痛、眩晕、多动、复视、眼震、头痛、粒细胞减少、血小板减少等。③苯巴比妥的常见副作用是嗜睡，有些儿童服用后可出现兴奋、多动和行为异常，也可出现皮疹。④苯妥英钠的常见副作用是眼震、共济失调，与药物剂量有关的毒性反应如胃肠道不适，恶心、呕吐、胃痛、便秘等，神经系统反应如头痛、眩晕、眼球震颤、运动失调、视觉模糊、失眠、精神错乱等。长期服用可发生慢性毒性反应如牙龈增生、皮肤粗糙、多毛症、软骨病、免疫功能障碍，慢性中毒还可以使记忆力减退、注意力不集中、言语障碍、小脑萎缩、人格改变,也可引起皮疹、肝功能受损、血小板减低、贫血等。

新型抗癫痫药物包括:奥卡西平、托吡酯、拉莫三嗪、左乙拉西坦、唑尼沙胺。①奥卡西平的常见副作用:疲劳、无力、头痛、头晕、嗜睡、复视以及恶心、呕吐、腹泻、腹痛、便秘等消化道反应,少数患者有皮疹等过敏反应,也可发生低钠血症。②托吡酯的常见副作用:头晕、困倦、共济失调、淡漠、注意力不集中、感觉异常、焦虑、体重减轻和泌尿系结石等。③拉莫三嗪的常见副作用:困倦、皮疹、呕吐,还有复视、共济失调、头痛、情绪障碍等。④左乙拉西坦的常见副作用:头痛、嗜睡、情绪异常、乏力、头晕等。⑤唑尼沙胺的常见副作用:困倦、食欲缺乏、乏力、运动失调、白细胞减低、谷草转氨酶升高、谷丙转氨酶升高,偶见过敏反应、复视、视觉异常。

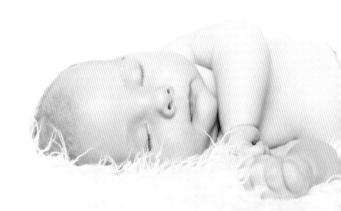

感冒发热时需要停用抗癫痫药吗？
和感冒药可以一起服用吗？

癫痫患者需长时间口服抗癫痫药，服药期间会遇到感冒发热等情况，有的家长错误地认为要停用抗癫痫药。其实，这是很危险的，因为感染容易诱发癫痫发作，这时如骤然停药，导致癫痫发作的可能性很大，甚至出现癫痫持续状态。此时不仅不能停药，如有呕吐、腹泻或发热等情况，同时需要服用治疗感冒的药物。家长最担心的是药物之间的相互作用，目前新一代的抗癫痫药物，如左拉西坦、奥卡西平、托吡酯等，跟其他药物的相互作用越来越少。但癫痫患儿无论选择何种感冒药，都要先咨询孩子的主治医师，应避免因药物相互作用导致抗癫痫药疗效降低或发生不良反应。

患有癫痫的小朋友如何选用退热药和抗感染药物?

癫痫患儿在发热时容易出现抽搐发作,所以应该积极降温,可采用物理降温或药物降温的方法。药物降温可选用美林、阿司匹林等。癫痫患儿感冒期间不能服用的药物有含有马来酸氯苯那敏的抗感冒药、含阿片的止咳药、含咖啡因的退热止痛药,因为这些药物引起脑细胞兴奋,导致癫痫发作。癫痫患儿最好不要用喹诺酮类抗生素、大剂量的青霉素、亚胺培南、异烟肼、庆大霉素、磺胺类、利福平及甲硝唑等,上述药物有诱发癫痫发作的可能。尽量选一种药物,不要重复用药,否则会对肝、肾造成影响。家长在咨询医师后给患儿服用抗感冒药物时,一定要遵循医师的要求来做,不要盲目追求感冒缓解而私自加药,也不要因为感冒药的副作用而私自减药。

服用抗癫痫药物的
小朋友需要补钙吗?

癫痫是神经系统常见疾病之一,儿童及青少年是该病的高发人群,抗癫痫药物是治疗儿童及青少年癫痫的最有效方法,需要长期甚至终生服用。目前常用的抗癫痫药物如苯巴比妥、丙戊酸、卡马西平、妥泰等长期口服有引起钙磷代谢紊乱的可能,其作用机制有待于进一步研究。对长期口服抗癫痫药物患儿,应定期监测血钙、磷、碱性磷酸酶(ALP),其中以ALP最为敏感,对于存在钙磷代谢紊乱的患儿,推荐补充钙剂和维生素D。对于钙磷代谢正常者,不需要补充钙剂。

癫痫患者能生育吗？
他的孩子是否会得癫痫？

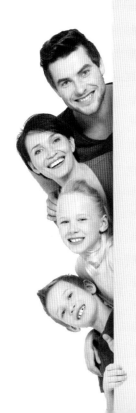

从有关资料及临床上遗传发病率分析,癫痫虽然有遗传性,但癫痫患者的子女约有 8% 发生癫痫,即发生癫痫的可能性较小。因此认为大多数癫痫患者是可以生育的。但从优生学的观点来看,癫痫患者最好不要和癫痫患者结婚,如果两个都患此病,其后代癫痫发生率会大大提高,因此双方均为癫痫患者的夫妻不建议生育。一方患有癫痫的患者结婚后如果生育,最好在病情稳定后再进行,这样能大大降低癫痫的遗传发病率。

癫痫会影响智力吗？

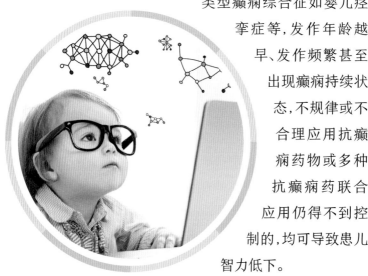

临床随访资料显示大多数癫痫患者的智力与正常人一样，只有少数患者低于正常人。影响癫痫患者智力的因素很多，与癫痫的病因、首次发病的年龄、发作频率及程度、发作的类型、每次发作持续的时间等均有关系。对于有脑发育不全、颅脑损伤等基础病灶的，特殊类型癫痫综合征如婴儿痉挛症等，发作年龄越早、发作频繁甚至出现癫痫持续状态，不规律或不合理应用抗癫痫药物或多种抗癫痫药联合应用仍得不到控制的，均可导致患儿智力低下。

头痛或腹痛伴脑电图异常是癫痫吗？

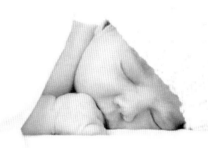

　　头痛和腹痛是儿科常见且极其复杂和重要的症状，很多系统疾病都可能出现头痛和腹痛。由于儿童头痛和腹痛常为发作性，需与癫痫自主神经性发作所致的头痛或腹痛相鉴别，尤其是伴有脑电图异常时更易误诊为癫痫发作。脑电图是诊断癫痫重要的客观指标之一。但不能仅凭脑电图"异常"两字就诊断癫痫。如果仅是一般非特异性异常，如慢波增多、轻度不对称、调节差等,不能作为诊断癫痫的依据。如有痫样放电(棘波、尖波、棘慢波、尖慢波、多棘慢波、突出于正常背景的阵发性高波幅慢波等),则诊断意义较大,但也必须结合临床发作。通过视频脑电图观察患儿的临床发作与脑电图之间的关系来判断发作的性质,不能认为只要头痛或腹痛伴有脑电图"异常"就诊断为癫痫。

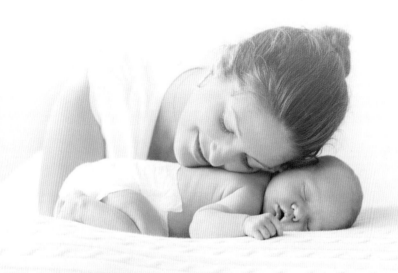

癫痫能否根治？

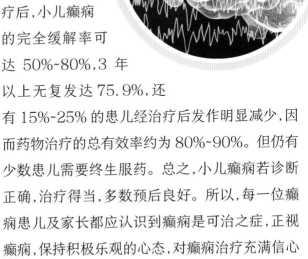

正规抗癫痫药物治疗是控制发作的主要手段。根据相关研究的报道,经过合理的药物治疗后,小儿癫痫的完全缓解率可达 50%~80%,3 年以上无复发达75.9%,还有 15%~25% 的患儿经治疗后发作明显减少,因而药物治疗的总有效率约为 80%~90%。但仍有少数患儿需要终生服药。总之,小儿癫痫若诊断正确,治疗得当,多数预后良好。所以,每一位癫痫患儿及家长都应认识到癫痫是可治之症,正视癫痫,保持积极乐观的心态,对癫痫治疗充满信心与希望。

患有癫痫的小朋友在日常生活中要注意什么？

癫痫治疗是一个长期、规律的治疗过程，患儿主动的配合非常重要，因此应该告知患儿病情，鼓励患儿接受现实，正视癫痫，让患儿理解癫痫可以治疗，帮助患儿树立自信心，主动地配合治疗，规律用药，并主动记录癫痫的治疗情况。

癫痫患儿饮食有禁忌吗?

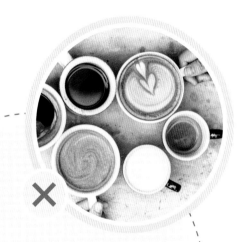

　　癫痫患儿的饮食一般没有特殊限制,但尽量少食用含咖啡因及酒精类的食物,如碳酸饮料、浓茶、咖啡等。

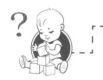

需要对患儿及其朋友、老师隐瞒癫痫病情吗？

对癫痫患儿隐瞒癫痫病情是有害的,告知实情与癫痫患儿一起应对癫痫是至关重要的一步。在癫痫控制后患儿可以正常上学,鼓励患儿参加学校组织的各种活动,如春游、夏令营及课外各种文娱活动。不能因为病情而让其辍学或是去弱势群体的学校,这样会让癫痫患儿更加自卑。同时家长应与学校老师联系,让老师了解患儿的病情,患儿如果在学校发生惊厥,老师也能知道如何采取措施,以避免发生意外伤害。让老师了解患儿的发病及治疗情况,取得老师和同学的理解、关心和照顾,使患儿在集体生活中认识自我,增强社会适应能力。同时在生活中家长要加强对患儿的心理辅导,培养患儿高度自尊及独立的意识和个性。鼓励患儿参加各项有益活动,增强自我意识,克服羞怯、自卑等心理障碍。

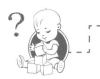

癫痫的孩子能上学吗?

　　家长常常关心:癫痫的孩子能上学吗? 可以住校吗? 能参加体育运动吗? 其实,癫痫的孩子在癫痫得到控制后是可以上学的,但要根据患儿的实际情况制订学习计划,不要过于施加压力,尽量安排患儿在普通学校就读,避免患儿住校,如必须住校,要与学校老师做好沟通,取得老师理解和帮助,让老师了解患儿的发病情况及目前的治疗效果,协助家长督促患儿按时服药,做好癫痫治疗记录。鼓励患儿适当参与体育活动,可以增强机体抵抗力,尽量不要登高、骑车、游泳,如若参加,必须有监护人或了解孩子病情的成年人陪同,以免癫痫病发作时发生意外。应积极参加集体活动,在集体生活中取得他人的理解与照顾,这有助于患儿建立自信,增强社会适应能力。

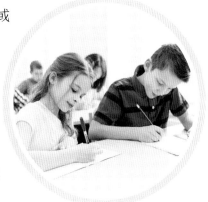

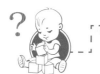

多动症的病因是什么?

在门诊工作中,经常遇到家长问:"孩子为什么会得多动症?""有哪些原因会导致多动症?"其实多动症的病因很复杂,迄今为止,尚不十分清楚。目前认为与遗传和环境及社会心理因素有密切关系,主要有以下 4 个方面原因:

💠 **遗传因素:**通过双生子和家系研究发现多动症是遗传度很高的疾病,遗传度为 0.76,多动症儿童父母一方往往也有多动症。

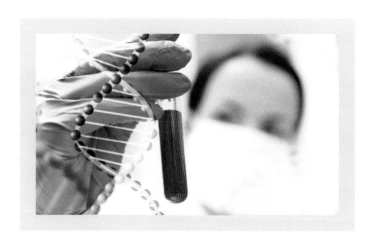

🌼　**神经解剖和神经递质异常**：大脑的影像资料也证实了多动症患者与认知和注意力活动相关的脑区体积减小，血流减少。多巴胺、去甲肾上腺素和 5- 羟色胺这三种神经递质减少或功能失调，通过药物治疗了取得满意疗效，已得到大量临床验证。

🌼　**神经发育障碍**：多动症儿童常有行为幼稚，精细运动笨拙，阅读书写困难，语言发育迟缓，约 45%~90% 的多动症患儿有脑电图异常。

🌼　**环境和社会心理因素**：①母亲怀孕期间有感染，接触烟草、酒精、化学毒素或者铅暴露。②异常分娩如难产、早产、剖宫产。③新生儿出生体重过低或者患脑瘫、脑炎、癫痫、脑外伤等。④不良环境家庭：父母有精神病史、物质依赖史，父母离异或家庭气氛紧张，经济地位低下，父母受教育程度低，居住环境过于拥挤，不良的教养方式等。

多动症常见的共患病有哪些？如何处理？

多动症是儿童期最常见的行为障碍，也是一种严重的神经精神疾病。单纯的多动症仅占 1/3，高达 85% 的多动症至少共患一种精神障碍，约 60% 的患儿共患有两种精神障碍。所谓共患病是指一个儿童同时有 2 个或 2 个以上的疾病或障碍，可以同时或先后出现。多动症常见的共患病有：①对立违抗障碍：孩子常出现

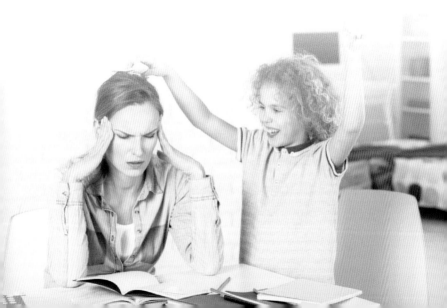

不服从、对抗、消极、易激惹、敌对和报复行为等;②品行障碍:经常反复说谎、打架、逃学,出现破坏行为、虐待他人或小动物等;③抑郁障碍:持续出现的情绪低落、失眠、发脾气、情绪不稳定、食欲减退等表现;④焦虑障碍:常表现为过度担心、坐立不安、紧张、拒绝上学、身体不适、睡眠不安等;⑤学习障碍:常表现为学习困难,学习成绩差,阅读、书写、计算能力差而智力正常;⑥抽动障碍:常表现为身体某一部位突然的、不自主的、反复的、快速运动,如挤眉眨眼、出怪相、摇头、耸肩等,也可出现反复咳嗽、清嗓子、叫喊、发怪声、骂人等发声行为。

　　有共患病的患儿其预后比单纯的多动症更差,对社会、家庭和儿童的危害也更大。更需要及时、有效和长期的治疗。

为什么说多动症是一种病？
多动症的危害有哪些？

　　多动症对孩子的危害是长期的和终生的，不同的时期有不同的损害，多动症不仅影响儿童的学业，造成学习困难、成绩差、厌学和辍学，也严重损害了他们社会功能、人际交往、情绪及自信心的发展。对家庭和社会造成较大危害。

　　目前，国内外医师一致把多动症看作是从儿童到成人的疾病。如果对多动症不治疗则后患无穷。过去认为"多动症的孩子长大了，到青春期后可自然好转"的观点，经大量临床研究证实是站不住脚的。研究表明，有70%的多动症患儿的症状持续到青春期，30%的患儿的症状持续到成年期。而且未经有效治疗，病情也会加重，出现各种共患病，严重影响儿童的身心健康发展。

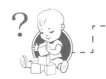

多动症都有哪些分型？
其严重程度如何判断？

　　目前依据国内外公认的诊断标准，将多动症分为注意缺陷和多动冲动 2 大类，3 个亚型，即：注意缺陷为主型、多动冲动为主型、混合型。每个类型都有相应的诊断标准。那么，孩子一旦被诊断了多动症，如何判断其严重程度？并不是根据孩子患病多长时间、有多少异常表现来判断，而是要看疾病对孩子带来多少损害，对孩子的生活、学习和社交功能有多大影响而定。轻度：往往没有功能损害。重度：有严重的功能损害。中度：其功能损害介于两者之间。

为什么不能暴力教育
多动症孩子？

　　孩子有多动症,往往是老师眼里的"坏孩子"和"差孩子",他们学习不好,纪律性差,还经常惹麻烦,老师管不了,这对家长的管教提出了严峻的挑战。如何面对多动症孩子？

　　首先,家长要知道,多动症是一种病,孩子是无辜的,需要更多的关爱和帮助,需要及时就医治疗,而不能对孩子非打即骂,实施所谓的"棍棒"式暴力教育。其次,"棍棒"式教育不仅不能医治好多动症,往往还会使孩子的行为更加紊乱,事与愿违,给孩子的病雪上加霜。而且,"棍棒"式教育直接破坏了亲子关系,也破坏了家庭和谐氛围,给孩子的身心健康发展带来不利的影响。

多动症的治疗原则是什么?

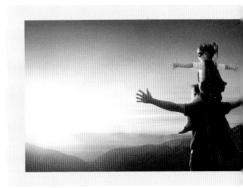

对多动症的治疗应采用个体化的、长期的综合治疗模式,包括药物治疗和行为治疗。多动症的治疗方法主要有药物治疗、心理治疗、技能训练、特殊教育、父母培训等。一些针对性训练如脑功能反馈、感觉统合训练对治疗是有益的。常用药物有哌甲酯类中枢兴奋剂、选择性去甲肾上腺素再摄取抑制剂等。研究表明,药物治疗和行为治疗联合进行疗效最佳。

心理治疗对学龄前和轻症多动症患儿是首选的治疗方法,主要是针对多动症患儿的行为和情绪问题进行心理治疗和行为矫正,以改变患儿的不良行为和情绪反应方式,改善人际关系,提高其解决问题、自我管理的能力,树立患儿的自信心。技能训练主要包括社会技能训练和身体技能训练,对多动症患儿的远期疗效及职业的发展有较好效果。特殊教育是根据多动症的特点而制订的个性化的教学方案,对伴有学习困难的多动症患儿进行 1~2 年的特殊教育。父母培训主要是教给家长如何管理教育多动症儿童。解释多动症儿童产生对抗行为的原因,指导如何关注、表扬儿童,如何纠正儿童的坏行为,使父母能更加理解患儿的需要,更好地对其行为做出适当反应,也能减少父母的焦虑。父母培训可创造一种长期、持续、有利康复的环境,使多动症儿童也能像正常的儿童那样得到父母的关爱,拥有健康美好的未来。

目前医学界一致的看法是:多动症应早发现、早诊断、早治疗;要进行规范化、个体化的综合治疗;要进行长期随访治疗。

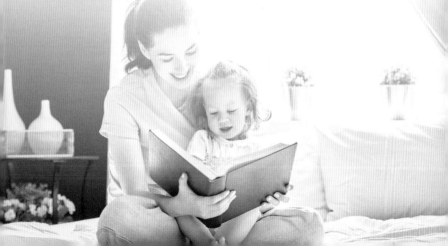

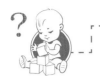

为什么多动症需要
长期用药物治疗？

多动症是一种慢性疾病，就像哮喘、癫痫等疾病一样，时时刻刻都威胁着孩子的健康成长，所以只有长期进行药物治疗，才能持续控制症状，使其对孩子造成的危害降到最低。

一些家长对多动症的药物治疗存在认知误区，认为治疗是短期的、临时的、突击性的，病情稍有好转便停药，周末和假期也随便停药，只在孩子上学期间，甚至只在孩子临近考试之前才让他服药，经常不遵医嘱服药……这些做法是极不正确的。

首先，多动症是没有"假期"的，它对孩子的不利影响是全天候的，治疗不仅需要白天上课时控制症状，晚上更需要保证孩子有效完成作业，按时睡觉。治疗也应是全天候的。这样对孩子学习成绩的提高才更有效。

其次，多动症的危害不仅仅在于学习方面，与学习成绩相比，自尊心、自信心、情绪调控能力及社会交往能力的发展对孩子的健康更为重要。药物治疗能有效控制症状,提高学习功能,促进孩子自尊心、自信心、情绪调控能力和社交能力的发展。

孩子在知识积累和成长发育过程中是没有"假期"和"非假期"之分的,即使在寒暑假,孩子也要学习,进行正常的社会交往,合理安排日常生活,从这个角度来讲,长期药物治疗对孩子的成长是非常重要的。

此外,如果治治停停,孩子的症状就会反复波动,病情也会加重,治疗更加困难。不仅增加了家长的看护负担,更重要的是会引发孩子情绪不稳,使其对治疗缺乏信心,产生抵触治疗心理。

总之,长期药物治疗对多动症患儿和家庭是非常重要和必要的手段。

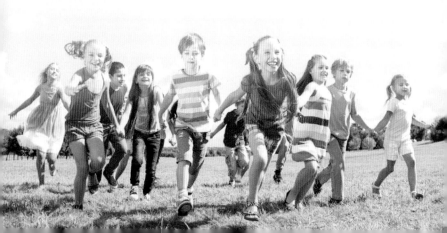

多动症的有效治疗药物有哪些?

药物是治疗多动症的重要手段之一,目前主要有以下几类:

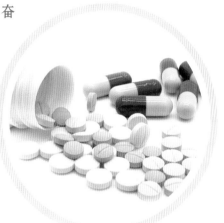

💠 中枢兴奋剂:即盐酸哌甲酯。是治疗多动症的一线用药。其疗效可达75%。包括长效的盐酸哌甲酯控释片和短效的哌甲酯。

💠 托莫西汀:也是治疗多动症的一线用药。其疗效与哌甲酯相当。

💠 可乐定:对多动症也有良好的治疗作用,尤其是对多动症合并抽动症患儿疗效较好。

💠 抗抑郁药:如三环类抗抑郁药主要有阿米替林、丙米嗪等,选择性5-羟色胺再摄取抑制

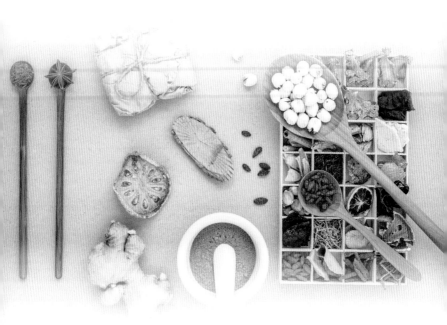

剂如舍曲林、氟伏沙明、氟西丁等，三环类由于副作用较大，应限制其使用，而 5- 羟色胺再摄取抑制剂由于疗效并不显著，只能作为替补用药。

　　🌼 **中医中药**：祖国传统中医中药在治疗多动症方面积累了大量临床经验，有许多药可以治疗多动症，但疗效缺乏大样本双盲随机对照研究。

药物治疗多动症副作用大吗？

　　在药物治疗过程中，副作用是不可忽视的问题，也是家长特别担心的问题，治疗多动症的一线药物如哌甲酯和托莫西汀，其副作用不大，且有个体差异，有些孩子服用初期有些不良反应，一般不严重，有些则无不良反应。常见的副作用主要是胃肠道反应，如恶心、腹痛、食欲下降等。长期服用治疗剂量的药物，不会影响孩子的生长发育和智力，服药期间不需要反复检查肝功能。一般半年到一年复查一次即可。

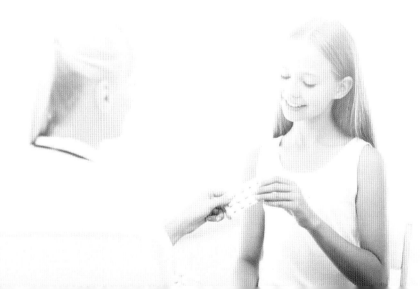

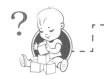

如何评价多动症的
药物治疗效果？

很多家长带孩子来就诊，往往是因为孩子的学习成绩下降了，当孩子多动症得到治疗后，也总是将学习成绩的好坏作为评价药物疗效的标准，如果孩子的学习成绩没有提高，就会认为治疗没效果，这种评价并不客观，也不准确。我们认为应从以下几个方面评价疗效：

🌼 **主要症状的改善**：如孩子行为能控制了，上课专心了，做作业认真了，不用大人催了，发脾气少了，与同学关系也变得融洽了，有上进心了。

🌼 **家长和老师评价**：家长主要观察孩子校外的生活学习情况，有一定的局限性，而老师能更多地观察到孩子在学校的学习情况,包括课堂纪律、听课情况、同学关系等方面,可以看到孩子的变化、与同学之间的差距,老师的评价往往更客观,也更准确。家长要定期和学校老师取得联系,了解孩子服药后的变化,及时将结果反馈给医师,有利于患儿疗效的评价和治疗药物的调整。

⚙ **定期去医院复查:** 了解客观检查指标的变化,如注意力测验、行为量表等,以便进行治疗前后对照,观察疗效,调整治疗,判断预后。检查指标具有直观性,是判断疗效的重要组成部分,家长应给予重视,定期去医院检查。

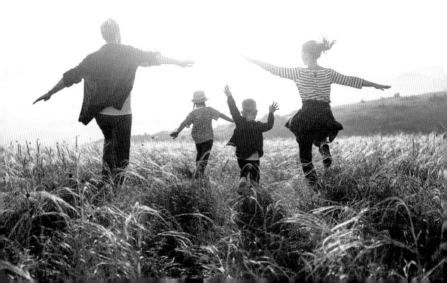

多动症预后如何？

以往人们认为多动症不用治，长大后症状大多明显改善，甚至消失，因此认为多动症是儿童期的疾病，是一种自限性的疾病。

目前研究发现，多动症的预后并不乐观，未治疗的多动症患儿长大后尽管多动的症状可能减轻或消失，但其注意力不集中、冲动等症状可持续存在并影响终生。一些成年人学业不良，很少接受大学教育；职业不稳定，经常变换工作或被解雇；酒精、药物依赖更多；交通事故发生更频繁；性行为发生更早，性伴侣更多；各种精神障碍的发生率是正常人群的6倍以上。而得到有效药物治疗的多动症患儿，其预后有很大改观，可以达到或接近正常水平。

抽动症的病因是什么？

抽动症的具体病因及发病机制到目前为止还不清楚。最新的研究表明抽动症可能是由几种不同基因的组合以及环境因素相互作用或共同作用的结果。目前研究表明该病与遗传因素有关，但遗传方式尚不明确，可能为常染色体显性遗传，外显率受多种因素的影响而不确切。在病理生理学上，越来越多的证据支持该病的病因是由于皮质 - 基底神经节 - 丘脑皮层回路的参与，然而，关于其主要位置和神经递质仍然存在争议。

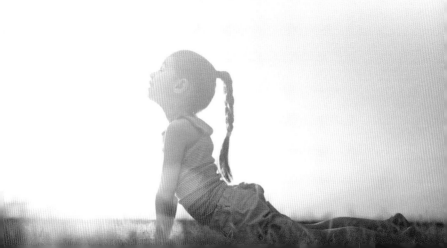

抽动症的临床有哪些类型?

抽动症在临床上分为 3 种类型:

✿ 短暂性抽动障碍:是最常见的一种抽动类型。以单纯性或一过性肌肉抽动为特征,一般以眼肌、面肌和颈部肌肉抽动最为多见。病程不超过 1 年,症状较轻,一般对社会功能影响较小。

✿ 慢性运动或发声抽动障碍:表现为简单或复杂的运动抽动(某些肌群的抽动)或发声抽动,但运动和发声抽动两种症状不同时存在。一般以运动抽动为多见,症状往往持久、刻板不变。病程至少持续 1 年以上,有些患者症状甚至可持续终生。

✿ 发声与多种运动联合抽动障碍:又称 Tourette 综合征,旧称抽动秽语综合征。是抽动障碍中最复杂、最严重的类型,表现为一种或多种运动抽动和发声抽动,运动抽动与发声抽动在某个时间段同时存在,病程 >1 年。

抽动症的治疗分为哪几个阶段?

抽动症的治疗包括 3 个阶段:症状较轻者主要采用心理教育和行为治疗的方法(第一阶段);当抽动导致身体或心理社会障碍时,需要药物干预联合行为治疗(第二阶段);当第二阶段无效或效果不佳时,可尝试深部脑刺激治疗或肉毒素治疗(第三阶段)。关于治疗疗程,一般为数月或 1~2 年,应在减量的基础上逐渐停药。

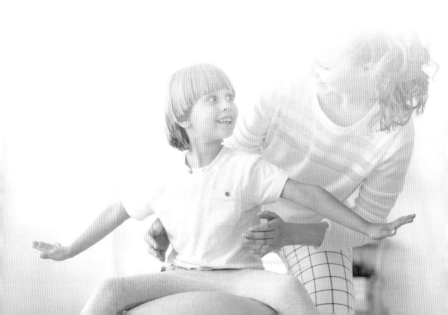

抽动症常见的共患病有哪些?

抽动症常见共患病包括注意缺陷多动障碍、强迫障碍、发育性学习障碍、品行障碍、自伤行为、不宁腿综合征、焦虑障碍、冲动控制障碍、睡眠障碍等。这些共患病主要的治疗方法为心理行为治疗联合必要的药物治疗，需要在专业人员指导下进行。

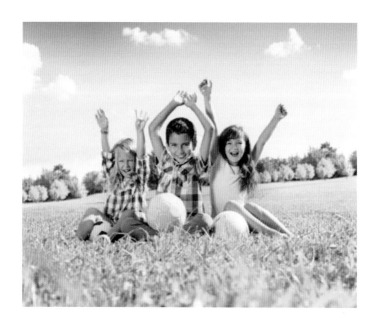

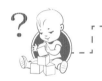

抽动症预后如何？能治愈吗？

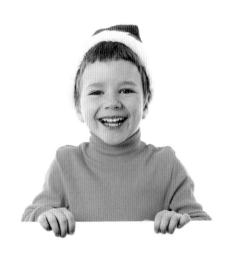

　　抽动症预后相对良好，有文献报道，到成年期有 1/4 的患儿抽动症状缓解，有 1/2 的患儿症状减轻，有 1/4 的患儿症状迁延至成年或终生。而预后多与其是否有共患病、是否有精神或神经病家族史以及其抽动严重程度等因素相关。

抽动症会影响智商吗？

　　抽动症本身对患儿智力没有影响，但反复的抽动会造成患儿心理压力大，产生自卑心理，影响患儿身心健康，而且抽动严重时会影响患儿日常学习，部分患儿因为在课堂上抽动症不可抑制地发作，受到老师的指责和同学的嘲笑，因而产生厌学情绪等。因此，应鼓励患儿正视自身疾病，家长做好与患儿身边人群的沟通工作至关重要。

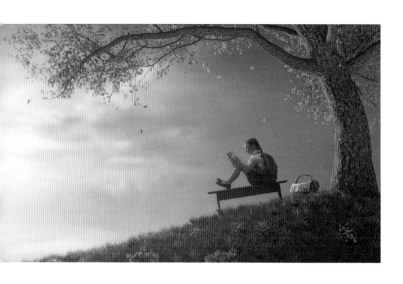

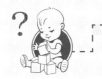

抽动症孩子饮食
注意事项有哪些?

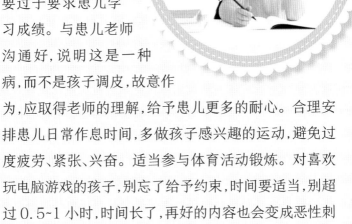

家长及患儿应正视该病,积极规律服药治疗。同时,家长不要过度紧张,过分关注患儿症状,以免造成患儿心理压力,不要过于要求患儿学习成绩。与患儿老师沟通好,说明这是一种病,而不是孩子调皮,故意作为,应取得老师的理解,给予患儿更多的耐心。合理安排患儿日常作息时间,多做孩子感兴趣的运动,避免过度疲劳、紧张、兴奋。适当参与体育活动锻炼。对喜欢玩电脑游戏的孩子,别忘了给予约束,时间要适当,别超过 0.5~1 小时,时间长了,再好的内容也会变成恶性刺激。目前应特别重视避免因玩电脑游戏而发病。

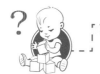

强迫与抽动症有关系吗？

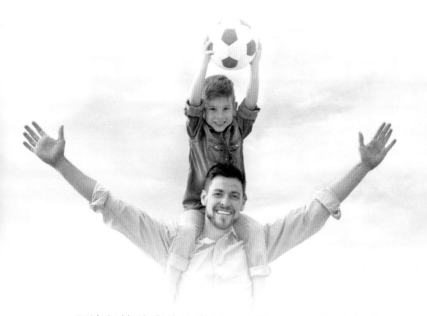

强迫与抽动症关系密切。在 Tourette 综合征患儿中 30%~60% 伴有强迫障碍,严重影响患儿的生活和学习。若被误诊为强迫症,仅仅给予抗强迫药物治疗,效果多不理想。一系列脑影像学研究发现,Tourette 综合征、强迫障碍均存在皮层 - 纹状体 - 丘脑 - 皮层环路异常的情况。

家长发现孩子有孤独症
应该怎么办?

　　家长发现孩子有孤独症倾向后,应尽早到正规医疗机构就医,尽早明确诊断和确定治疗方案。孤独症孩子的家长需要有良好的心态,并要有调节情绪的能力,这样才能够较好地应对孤独症。另外,家长还需要较多地了解孤独症相关知识,包括孤独症相关的医学科普知识和孤独症康复训练相关知识。同时要寻找教育资源,如孤独症康复训练机构、融合教育资源、特殊教育资源等,这些都是家长需要重点了解的内容。最后,还要了解社会资源相关信息,如:当地残疾人联合会、民政部门的相关支持政策、社会互助团体、家长支持团体、志愿服务机构等,这些社会资源也会对孤独症儿童的康复起到重要作用。

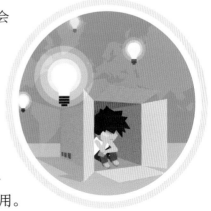

孤独症的病因是什么？

孤独症的病因和发病机制尚不明确。大量研究表明,该障碍是一种由生物学因素导致的神经发育障碍性疾病,其中,遗传因素是最主要因素,遗传度为0.7~0.9。该障碍是一种多基因复杂疾病,数百个基因与该障碍相关。同时,表观遗传机制也参与该障碍的发生。环境因素可增加个体发病风险,包括父、母生育年龄大;为第一胎或第四胎之后;母妊娠前肥胖或体重不足;母妊娠前和妊娠期糖尿病;母妊娠期高血压、病毒感染、服用某些药物、暴露于环境污染、先兆流产;胎儿宫内窘迫,胎儿出生时窒息、低出生体重等。

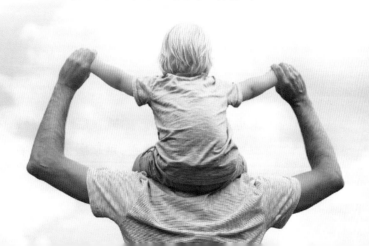

孤独症的治疗方法有哪些？
能治愈吗？

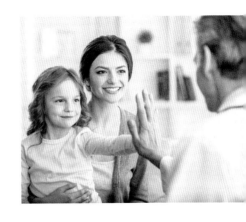

因为孤独症患儿不仅存在发育方面的广泛落后，也存在情绪行为的异常，并可能共患其他精神疾病，因此，应根据患儿的具体情况，运用多种治疗方法，如教育训练、行为治疗、药物治疗等，对患儿进行综合系统的干预。但是对于孤独症的核心症状的治疗方法是教育康复，较常用的干预技术包括发展理念下的教育干预技术（如地板时光、关系发展介入、丹佛模式以及早期介入丹佛模式等）和以应用行为分析为基础的行为教学技术。

最新的证据也显示，3%~25%的孤独症经过积极科学的康复可以达到"痊愈"的水平，可掌握正常水平的认知、适应能力和社交技巧。

孤独症患儿在饮食方面
需注意什么？

部分研究指出去麸质、去酪蛋白、生酮饮食等饮食疗法可能有效改善孤独症症状,但目前无足够证据证实这些方法普遍有效。"消除饮食"是一系列广为流传的饮食疗法,这种疗法提倡限制某一种类物质的摄入,其中广受关注的是去麸质饮食(麸质是谷物中的一组蛋白

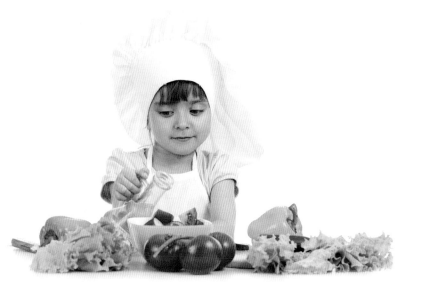

质,在小麦中最为突出,在日常膳食中也普遍存在),然而近年来有对照研究和荟萃分析显示,该方法并不能有效改善孤独症症状。同样,对于像维生素 B_{12}、D_3, ω-3 脂肪酸,叶酸等膳食补充品的

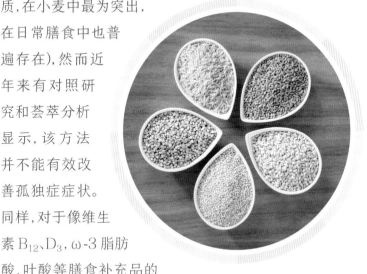

使用,虽大多不至于有害,但也缺乏系统、有力的研究证据证明其有效性。

　　然而,营养问题确实是孤独症患儿需要关注的。不少孤独症患儿存在营养结构不均衡,一方面,在孤独症核心症状的影响下,患儿会出现偏食、挑食、喂养困难,进而导致摄入失衡;另一方面,部分孤独症患儿可能存在消化系统、免疫系统的问题,导致对部分物质过敏、不耐受。所以合理的饮食结构、个体化的饮食方案是很有必要的。不建议照料者盲目地给患儿限制饮食或者使用某些添加剂。寻求专业人士的帮助会更加合适。

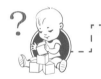

治疗孤独症有"特效药"吗？

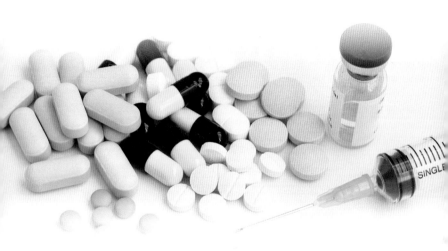

在孤独症临床个案干预中，充满着欺骗、有争议、未证实、无实效的各种方法，这是该领域的现状。但可以肯定的是，治疗孤独症没有"特效药"。教育训练与行为干预仍然是、而且也将长期是最主流的干预措施。然而，教育训练与行为干预是科学的，也是长期的，操作者的理论水平和实践经验直接影响训练效果的好坏。

孤独症常见共患病有哪些?

　　孤独症患儿常常共患其他精神症状,如情绪不稳、冲动、自伤等,多数患儿共患其他精神障碍,包括智力发育障碍、注意缺陷多动障碍、焦虑障碍、情感障碍、进食障碍等。部分患儿存在某些躯体症状或躯体共患病,包括胃肠功能紊乱、癫痫、结节性硬化、脑瘫等,还可能存在染色体异常,如脆性 X 综合征、21- 三体综合征等。需要在专业人员指导下根据具体情况进行相应的治疗和处理。

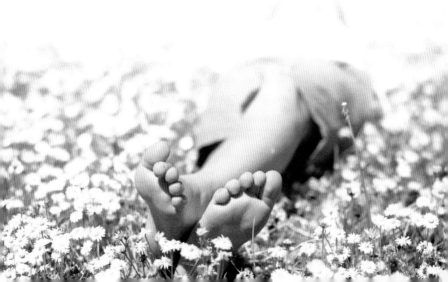

孤独症患儿进行家庭康复训练的原则是什么?

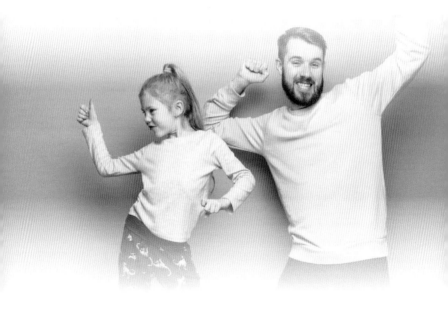

家长应和教育机构积极配合,在家庭中加强对孤独症孩子的干预,促进孩子在教育机构中获得技能的泛化,同时,还应帮助孩子获得更多的生活技能。基本干预原则如下:

⚙ 重视基础的生活能力，衣、食、住、行、做家务。这是立世之本。

⚙ 重视遵守最基本的社会规则。这是处世之本。

⚙ 要扬长避短而不是抑长补短。人生太短暂，要用有限的时间争取最大的收益。而不是花大量时间做收效甚微的事情。不能回避短板，要在扬长的前提下有取有舍地补救。

⚙ 积久以专，以专立久。用十年、二十年的时间培养出孩子至少一项能用、可用的专长，再以此专长或更多专长供养孩子几十年。

⚙ 为孩子创造接纳的社会环境与氛围是家长一生的功课，它和培养孩子能力一样重要，但家长做此功课的意识与能力不如培养孩子能力那样充分，应进一步加强。

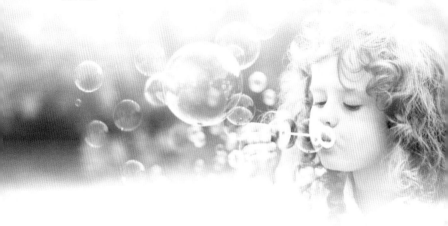

孩子头痛常由哪些疾病引起?

　　头痛是儿童神经疾病的常见症状,对于年长儿而言可直接表述头痛不适,但对于婴幼儿来说,家长要懂得如何识别可能的头痛信号,比如:抱头、用手指头或拍头、抓耳挠腮、脸上露出痛苦的表情、烦躁、啼哭等。头痛可以由很多疾病引起,有轻有重,有些属于功能性的,有些是由器质性病变引起。引起儿童头痛的常见原因较多,颅内疾患包括中枢神经系统感染(脑炎、脑膜炎、脑病)、颅内占位性病变(肿瘤、脓肿)、颅脑外伤、脑血管病、颅内高压、颅内低压和偏头痛等;颅外疾患包括眼、耳、鼻、口腔、颈部、头皮疾患以及颅骨病变,其中眼源性头痛见于屈光不正、青光眼、眶内肿物等,耳源

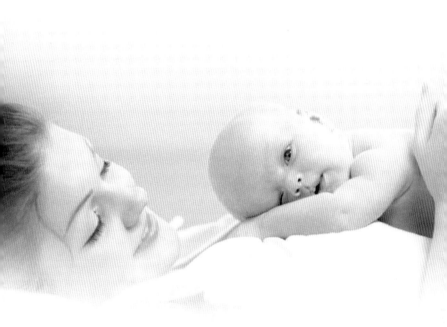

性头痛见于中耳炎、乳突炎等,鼻源性头痛见于鼻炎、鼻窦炎、鼻咽癌等,齿源性头痛见于龋齿、牙周炎、齿槽脓肿、颞颌关节炎等,颈源性头痛见于颈肌损伤、颈椎病变等,头皮炎症、颅骨骨折等;全身性疾患包括感染性疾病(急性上呼吸道感染、肺炎、结核病、脓毒症等)、内分泌疾病(如甲状腺功能亢进)、代谢性疾病(如尿毒症)、急慢性中毒或缺氧,以及心因性头痛等。

什么是偏头痛？
如何预防和治疗？

偏头痛是儿童常见的原发性头痛之一，其临床特点为：多有家族史，反复发作性头痛，间歇期正常，发作时间较短，儿童偏头痛常持续 2~48 小时，有些患儿仅持续 1 小时；偏侧痛不典型，常见部位依次是额部、双侧及一侧额颞部；搏动性、中至重度疼痛等特征不明显，可能与儿童不能准确描述有关；多伴有腹痛、恶心、呕吐等胃肠道症状。

急性发作期的治疗首先是非药物治疗，家长应该在生活上多关心孩子，建立良好的学习、睡眠、饮食、娱乐等生活习惯；坚持适当的体育锻炼，避免过度疲劳和精神紧张。轻症患儿通过去除可能的诱因，给予相应的心理调适、调整生活方式后，头痛即能缓解，常无需药物治疗。至于中、重度偏头痛的药物治疗首选非甾体抗炎药，如对乙酰氨基酚、阿司匹林、布洛芬、萘普生等；效果不佳者，再改用偏头痛特异性药物，如麦角胺制剂（麦角胺、双氢麦角胺等），曲坦类药物（如舒马曲坦喷鼻剂等）。对于呕吐剧烈或频繁者，可应用止吐药，如甲氧氯普胺、多潘立酮等。

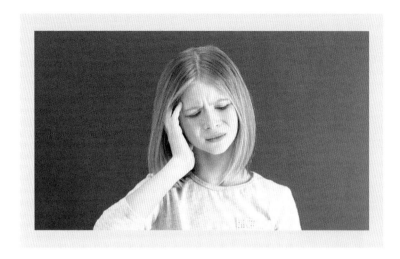

　　预防儿童偏头痛的措施首先是避免各种诱发因素，如疲劳、精神紧张、睡眠不足、使用电脑或看电视过久、不良环境（如强光、嘈杂的声音），以及避免食用某些食物，如一些富含亚硝酸盐及谷氨酸的熏腌制食品、巧克力、含咖啡因的饮料、奶酪、柑橘类、味精及油炸食品等。对于有预防性用药指征的患儿，包括发作频繁的头痛（近 3 个月平均每月发作至少 2 次或头痛 >4 天），急性期治疗无效，或因不良反应和禁忌证无法进行急性期治疗，每周至少使用 >2 次的镇痛药，以及特殊类型偏头痛（如偏瘫型偏头痛），可考虑在医师的指导下选择普萘洛尔、赛庚啶、盐酸氟桂利嗪等药物。

晕厥的原因有哪些？

晕厥是儿童时期常见的急症,是由脑供血骤然减少或停止引起的短暂意识丧失,常伴有肌张力丧失而不能维持一定的体位。有20%~25%的男孩、40%~50%的女孩、15%的青少年至少发生过1次晕厥,晕厥的反复发生不仅影响患儿的生活质量,还可导致心理障碍,甚至危及生命。

晕厥的常见原因包括:

❀ 自主神经介导性晕厥:如血管迷走性晕厥、体位性心动过速综合征、直立性低血压、境遇性晕厥、颈动脉窦综合征等;多在体位改变、排尿、排便、精神紧张时,或持久站立、闷热环境、饱餐后发生,发作前有头晕、视物模糊、大汗、恶心、呕吐、面色苍白,发作表现为慢慢滑倒,意识丧失多在 5 分钟以内。

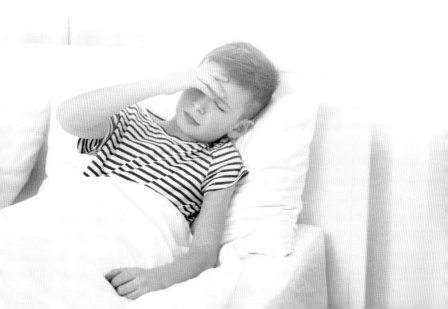 心源性晕厥:如窦房结功能障碍、Ⅲ度房室传导阻滞、阵发性室上性及室性心动过速、遗传性疾病(先天性长 QT 综合征,Brugada 综合征)、药物性心律失常、心脏瓣膜病、心肌病、心包疾病、肺栓塞、肺动脉高压等;常在剧烈运动、情绪激动时发作,无先兆,表现为猝倒,面色苍白或青紫,意识丧失持续数秒,发作后有大、小便失禁,伴外伤,有心脏病史。

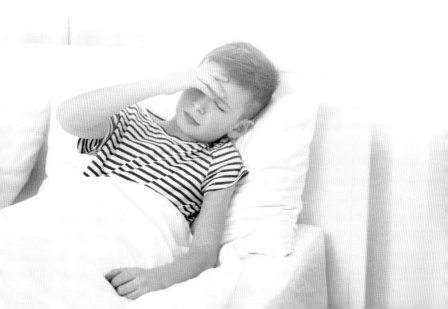 脑血管疾病所致的脑血管性晕厥。

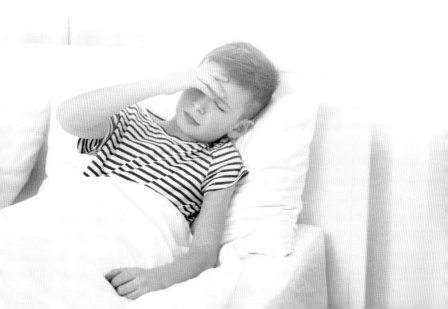 不明原因晕厥。

核磁共振对孩子有辐射吗？

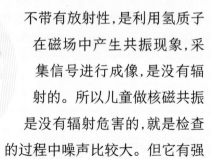

透视、拍片及 CT 检查是利用了 X 射线的穿透性进行检查的，会有辐射。而核磁共振不同于 CT、X 线等放射成像，它不带有放射性，是利用氢质子在磁场中产生共振现象，采集信号进行成像，是没有辐射的。所以儿童做核磁共振是没有辐射危害的，就是检查的过程中噪声比较大。但它有强磁场和射频脉冲活动，可以引起金属的位移，例如眼睛和脑中的金属碎片，在磁场的作用下可以导致失明和脑损伤。检查的时候不可以带有铁等金属物质。安装心脏起搏器、骨折内固定钢板、心脏支架、胰岛素泵等的患儿，不适合做核磁共振检查。

镇静药对做检查的
患儿有副作用吗?

　　为对儿童疾病诊断与鉴别诊断,往往需要进行 CT、核磁共振、彩色超声、造影检查等辅助检查,这些检查有时时间很长,要求患儿保持静止不动,否则图像质量不佳,影响检查顺利进行。但由于小儿对外界刺激敏感性

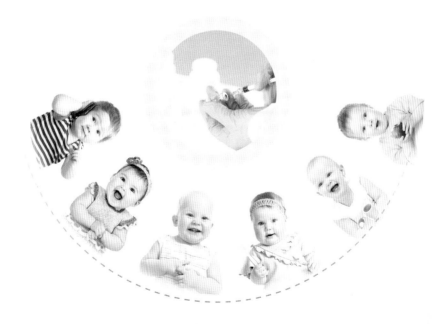

强,对周围环境适应能力差,特别是年幼儿往往对检查不合作,需要在检查前应用镇静催眠药物,如 10% 水合氯醛口服或灌肠、地西泮或咪达唑仑静脉注射等。

常规用量的水合氯醛、地西泮、咪达唑仑等无明显的呼吸与循环抑制,所以只要严格掌握药物的适应证及禁忌证,准确掌握药物剂量、浓度、给药时间,一般是安全的。但由于有个体差异,有些患儿对镇静药敏感,仍需严密观察呼吸、循环情况。有些患儿会出现兴奋性增强,需考虑联合用药,或促进自然睡眠的方式(缩短夜间睡眠时间,白天困倦时进行检查)。少数患儿用镇静药后可能会出现恶心、呕吐、躁动等副作用,所以最好在检查前 4 小时禁食,2 小时禁饮水,以避免引起误吸。

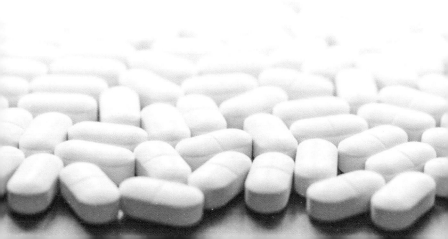

儿童运动发育落后
一定会是脑瘫吗?

脑性瘫痪常伴有运动发育落后的表现,但有运动发育落后不一定是脑性瘫痪。脑性瘫痪患儿的临床表现有:

⚙ 运动发育落后:3~4个月不会抬头,6~7个月不会翻身,8~9个月不会坐,10个月不会爬,12个月不会站,15~18个月不会走。

⚙ 肌张力异常:增高、低下或不全。

⚙ 异常姿势:仰卧位躯体呈角弓反张位或腹卧位躯体极度屈曲,上肢肘屈曲、腕下垂、手握拳、拇指内收,下肢大腿内收、足下垂、剪刀交叉,翻身时身体向一侧滚动、双手不能调节姿势,仰卧位拉起身体不经过坐姿笔直被拉起,经常用一只手取物。

⚙ 反射异常:握持反射延缓消失;踏步反射3个月后仍持续不消失,并有腱反射亢进;拥抱反射6个月时持续存在;躯体侧弯反射3个月后持续存在;不对称性颈紧张反射增强,持续时间延长。

脑瘫常见的治疗方法是什么?

脑性瘫痪以综合康复治疗为主,需要长期坚持,包括以下方法:

⚙ **运动疗法**(physical therapy,PT):主要训练粗大运动,特别是下肢的功能,利用机械的、物理的手段,针对脑瘫的各种运动障碍及姿势异常进行训练。目的在于抑制不正常的姿势反射,促进正确的运动发育,改善残存的运动功能。

⚙ **作业疗法**(occupational therapy,OT):训练上肢和手的功能,提高日常生活能力,并为以后的职业培养工作能力。

⚙ **语言训练**(speech therapy,ST):包括发音训练、认知训练、咀嚼吞咽功能训练等,帮助脑瘫儿童学会用鼻呼吸,并训练脑瘫儿童的听力和视力,如有听力或视力障碍,要及早配置助听器或进行矫正。

⚙ **手术治疗**:主要针对痉挛型脑瘫儿童。目的在于矫正畸形、改善肌张力、恢复或改善平衡功能。手术包括:肌腱手术、神经手术、骨关节手术等。

⚙ **理疗**：如水疗、电疗等。利用各种有益的物理因素刺激,帮助脑瘫儿童提高肌力、改善肌张力、提高平衡能力。因水压对呼吸有调整作用,有助于改善语言障碍。

⚙ **药物治疗**：目前未发现针对脑瘫的特效药物。苯海索、左旋多巴、巴氯芬、肉毒毒素 A 等主要用来改善脑瘫儿童肌张力,控制异常姿势。

⚙ **针对合并障碍的治疗**：如合并癫痫,需要长期口服抗癫痫药物控制发作。有效治疗合并障碍,可以提高康复治疗效果,提高患儿生活质量。

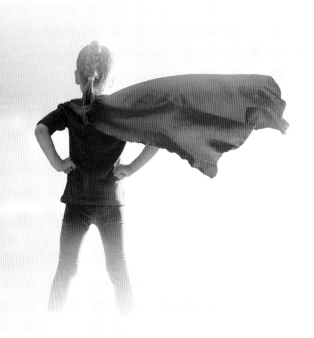

脑瘫患儿用高压氧治疗有效吗？

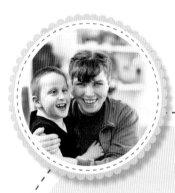

多数国外研究认为高压氧对治疗脑性瘫痪无显著疗效。因此，在国外高压氧的应用是非常严格和慎重的。多数国内研究认为高压氧对脑性瘫痪有一定疗效，但是缺乏有质量的多中心、大样本的临床对照研究来证实。

脑瘫患儿一定要吃
神经营养药吗?

脑性瘫痪的儿童不一定要吃神经营养药。神经营养药的品种很多,成分有所不同,有神经节苷脂、神经生长因子、氨基酸类、多不饱和脂肪酸类、维生素等。目前是国内脑瘫的辅助治疗方法之一,多无明显副作用,但是缺乏临床研究的证实。

针灸治疗脑瘫患儿有效吗？

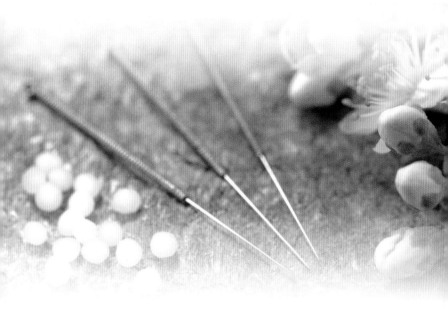

　　针灸作为中国传统医学具有数千年的历史，早在《黄帝内经》上就有针灸治疗痹症的记载。目前缺乏高质量的多中心的临床研究评价针灸对脑瘫治疗的效果。如需针灸治疗应在正规的医疗机构进行。

智力低下的病因是什么？

　　智力低下可由各种影响脑发育的病因引起,其病因复杂,一般分为两类:一类为生物学因素,一类为社会心理文化因素。按照时间顺序分为出生前、生产时、出生后。出生前因素包括遗传性疾病(如染色体病、先天遗传代谢病、遗传综合征)、胎儿生长受限、早产儿、宫内窒息、妊娠毒血症、中毒、宫内感染;产时因素包括生后窒息、颅内出血、产伤;出生后因素包括脑部外伤、脑炎/脑膜炎、中毒性脑病、脑变性病、营养缺乏、社会文化落后、心理损伤。

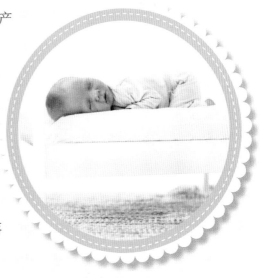

智力低下患儿应如何治疗？

智力低下的康复就是综合和协调地利用医学的、工程的、教育的、职业的、社会的和其他一切可利用的措施，使患儿功能达到最大程度的进步，尽量接近正常儿童，尽可能参与社会生活。

康复治疗应根据患儿智力低下的程度、年龄、社区／家庭条件，安排训练、确定特殊教育目标、制订长远和近期计划，有计划、有步骤地进行。学龄前儿童的康复应强调早期干预的重要性，因为儿童在 5 岁之前是大脑发育的关键时期。

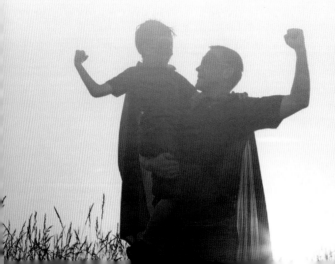

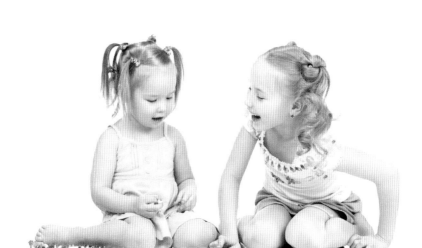

　　干预措施包括训练和教育,训练应遵循小儿正常发育进程,在专业医师的指导下,制订训练计划,有目的、有步骤地进行训练。训练以家庭和医疗相结合方式进行。除了为数不多的一些药物可治疗原发病如先天性甲状腺功能减退症、苯丙酮尿症等疾病以外,还没有治疗智力低下的有效药物。有一些药物对脑发育只有辅助作用,不能过分依赖药物治疗。应坚持以训练和教育为主的原则,才能获得良好效果。

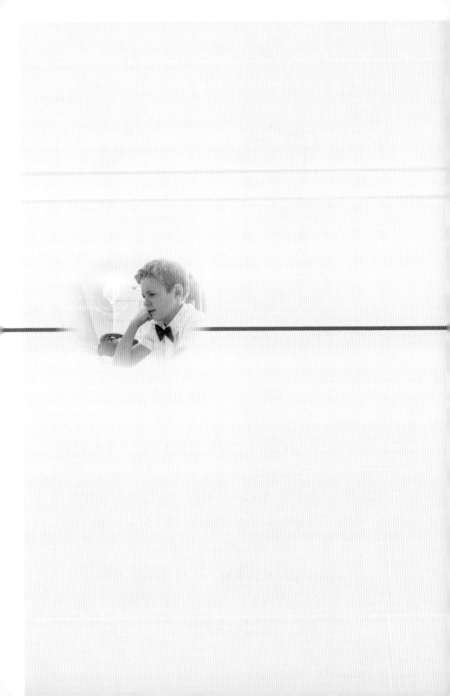

PART 3

住院患儿健康教育指导

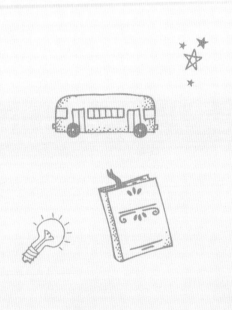

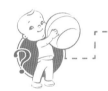

癫痫患儿一定要住院治疗吗？

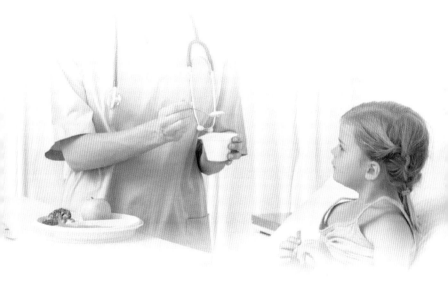

癫痫患儿不一定要住院治疗。对于诊断明确、发作较少、病情相对良性的癫痫可以在门诊加用抗癫痫药并定期门诊复诊,调整抗癫痫药物并且防止药物不良反应发生。对于发作频繁、脑功能损害严重或者发作呈癫痫持续状态的患儿,应尽量住院治疗,明确病因并且积极控制癫痫发作,降低脑功能损害的程度。

什么是癫痫持续状态？
会造成后遗症吗？

凡一次癫痫发作持续 30 分钟以上，或频繁发作连续 30 分钟以上、发作间歇期意识不能恢复者，均称为癫痫持续状态。也有学者最新提出将时间缩短为 10 分钟。癫痫持续状态是儿科常见的危重急症，若处理不当或不及时，会有生命危险，存活者可因惊厥性脑损伤而引起认知障碍、智力减退、行为异常等严重神经系统后遗症。

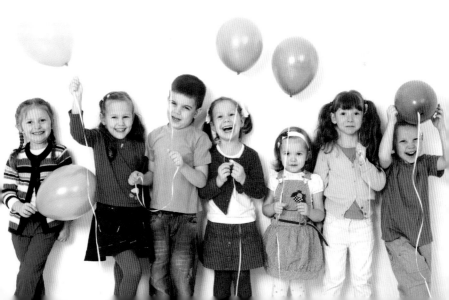

如何预防癫痫持续状态的发生？

可通过以下方式预防癫痫持续状态
的发生：

✿ 进行遗传
咨询,降低遗传代
谢病的发生率。

✿ 加强围产期
保健,减少脑瘫的发生。

✿ 增强自身免疫
功能,减少脑炎和脑膜炎
的感染概率。

✿ 加强小儿的看
护,减少颅脑外伤的发
生率。

✿ 按照医嘱规
律服药,定期复诊,检
测药物血药浓度,做好治疗
记录。

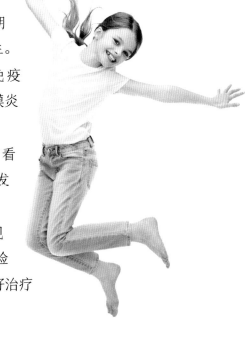

什么是难治性癫痫？

目前普遍认可的难治性癫痫的定义是：采用正规的药物治疗，至少观察两年仍未能有效控制的癫痫。也有学者认为当使用两种抗癫痫药物经过正规治疗，每月仍有发作者可称为药物难治性癫痫。

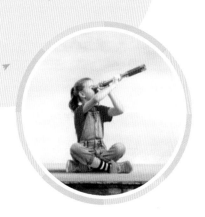

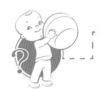

什么是生酮饮食？
什么情况下需应用生酮饮食？

　　生酮饮食是一种治疗难治性癫痫的饮食方案。食物中脂肪含量较高,高脂饮食产生酮体,起到抗惊厥作用;饮食中需要严格限制碳水化合物的比例,同时给予适量蛋白质。

　　药物控制困难的癫痫发作可以考虑选择生酮饮食治疗。开始生酮饮食前需要到正规医院儿科或神经科就诊,对患儿进行全面评估,排除生酮饮食禁忌证,学习生酮饮食制作方法,了解注意事项,在医师的指导下开始调整饮食。

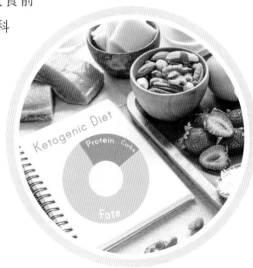

癫痫能通过手术根治吗？
哪些癫痫患儿需要手术治疗？

60%~70% 的癫痫患儿可以通过正规的药物等治疗得到满意效果,剩下的 30%~40% 通过术前评估绝大多数都可以通过手术来治疗。

以下类型癫痫患儿需要手术治疗:

✿ 药物治疗无效。

✿ 药物治疗副作用大。

✿ 颅内致痫灶明确。

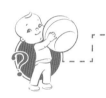

为什么有些癫痫患儿要
尽早手术治疗？
癫痫手术的原则是什么？

一旦确定为药物难治性癫痫就应尽早进行手术前评估，争取早日手术，癫痫发作病程越长手术效果越差，而且对神经智能发育的损害也会随病程的延长越来越重。

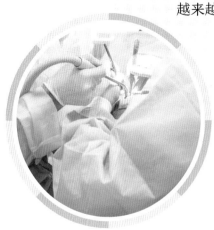

癫痫手术的原则就是最大程度地切除致痫灶以及最大程度地保护功能不受损伤。

什么是癫痫手术术前评估？
术前评估都要做什么？

癫痫手术术前评估就是在手术前做的一些检查，其目的是要明确致痫灶的部位以及致痫灶与功能区的关系，判断是否适合手术治疗以及指导选择具体的手术方式。不做术前评估是绝对不可以手术的。致痫灶的部位以及致痫灶与功能区的关系两者之中任何一点不明确都不可以采取手术。

评估中基本的检查为两项：视频脑电图和癫痫的影像学检查（CT、MRI），如果基本检查不能显示致痫灶的部位以及致痫灶与功能区的关系，就要做 PET、MEG（脑磁图）、fMRI（功能核磁共振成像）等其中一项或几项，甚至少部分患儿还需要进行颅内电极的检查。

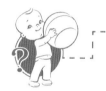

癫痫术后需继续服用
抗癫痫药吗?

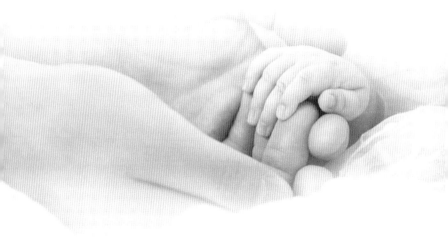

癫痫术后需要继续服用抗癫痫药物,应遵医嘱,一般需坚持服药 2~3 年以上;定期监测血药浓度、肝肾功能、血常规等;定期复查脑电图;如术后 2~3 年未发作,可在医师指导下逐渐减药至停药。

吉兰 - 巴雷综合征的病因是什么？

吉兰 - 巴雷综合征是一种急性免疫性周围神经病，多种因素可诱发本病，主要包括：

⚙ **感染因素**：约 2/3 患者在病前 1~3 周有前驱感染史，主要的病原体包括细菌、病毒以及支原体等，其中空肠弯曲菌被认为是我国以及日本此病患者的主要相关的感染源之一。

⚙ **疫苗接种**：少数患者病前存在疫苗接种史，通常认为疫苗接种诱发本病的概率较低，为 1/1 000 万 ~1/100 万。

⚙ **遗传因素**：由于仅少部分存在相同诱因的儿童发生吉兰 - 巴雷综合征，故认为本病存在个体易感性，目前的研究认为特异的 HLA 表型携带者受到外来刺激（如感染）后更易产生异常免疫反应，可能导致本病的发生。

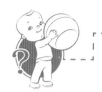

吉兰 - 巴雷综合征的
并发症是什么?

　　吉兰 - 巴雷综合征本身为可治性疾病,但并发症的严重程度决定近期临床治疗效果,并发症主要包括:

　　❀ **呼吸衰竭**:吉兰 - 巴雷综合征可影响呼吸肌以及咽喉肌,可引起周围性呼吸肌麻痹,表现为进行性呼吸困难、语音减低、口咽部分泌物增多、吞咽困难、呼吸衰竭是本病死亡的主要原因之一,病情危重者需要气管插管或气管切开,借助呼吸机辅助通气。

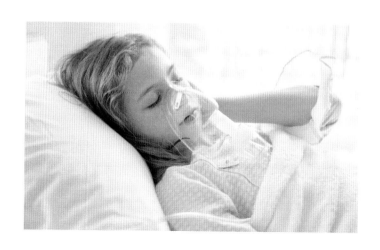

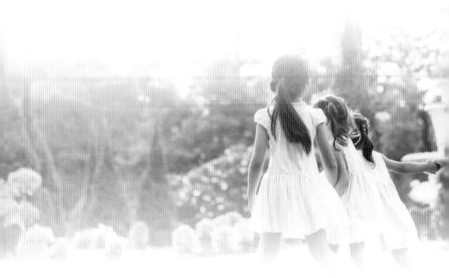

⚙ **自主神经功能紊乱**：吉兰 - 巴雷综合征主要累及运动神经，但也可同时累及自主神经，临床表现为大汗淋漓或无汗，体温不升或高热，皮肤潮红或皮疹，血压不稳，心律失常等，严重患儿可能因此而出现猝死，猝死也是本病极为凶险的并发症之一。

⚙ **感染**：肺部感染最为常见，由于卧床时间长，咳嗽无力，吞咽不畅，所以，即使在严格以及精心的护理下，肺部感染仍较为常见。对于合并尿潴留的患者，可能由于留置导尿时间长，患者抵抗力弱而出现尿路感染。

吉兰 - 巴雷综合征如何进行康复治疗？

原则上本病的进展期不超过4周,进入恢复期后需要尽早开始康复训练,训练的目的是功能锻炼,防止肌肉萎缩,训练的原则是循序渐进,强调个体化。主要的治疗手段包括:

❀ 物理治疗:主要针对大运动功能训练。

❀ 作业疗法:主要针对精细运动功能训练。

❀ 针灸:在无针灸禁忌证的情况下,通过针刺治疗,可疏通经络,达到祛病固本的作用。

❀ 其他:如按摩、水疗、蜡疗等。

吉兰-巴雷综合征的
预后怎么样?

吉兰-巴雷综合征病程有自限性的特点,瘫痪进展期一般不超过 4 周,多数在数周或数月内完全康复。但有 1.7%~5% 患者死于急性期相关并发症,有 10%~15% 患者残留不同程度的肢体无力。

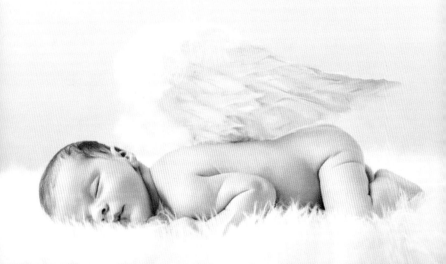

脊髓病变的病因是什么?

脊髓病变的病因有很多,主要分为2大类:外伤性和非外伤性。

🌸 **外伤性包括:**坠落伤、碾压伤,还有在儿童期特有的无骨折脱位型脊髓损伤。

🌸 **非外伤性包括:**炎症、感染、发育异常(如脊柱侧弯引起的脊髓损伤)、系统性疾病、放射性脊髓病、脊髓血管病变、肿瘤、遗传变性病及遗传代谢异常等。

临床上怀疑脊髓病变时,要仔细询问病史、查体,完善相关检查,尽可能明确病因。

轻微外伤可导致脊髓损伤吗?

轻微外伤可以导致脊髓损伤。儿童或婴儿脊柱活动幅度较大,轻微外伤如:舞蹈时下腰动作,即可导致无骨折脱位型脊髓损伤,需要提高对此种疾病的认识,注意尽量避免发生。

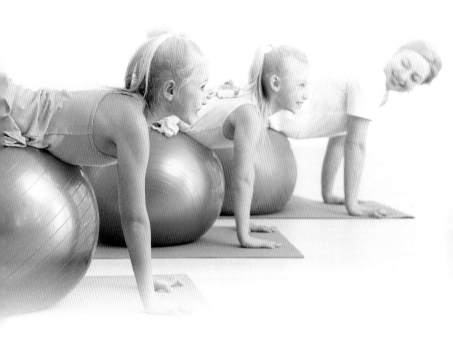

急性脊髓炎的治疗原则是什么？

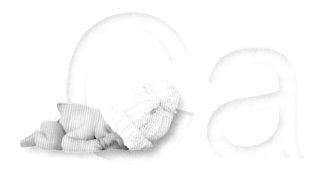

急性脊髓炎的治疗原则是：

❀ 保持气道通畅，脊柱制动，避免引起二次损伤。

❀ 早期大剂量激素冲击治疗，序贯口服激素治疗。同时注意监测血压、电解质、注意补钙等。

❀ 排尿管理：早期可以持续导尿，密切观察病情变化，待疾病恢复期尽早开始间歇清洁导尿，或鼓励患儿自行排尿。

❀ 排便管理。

❀ 预防压疮。

❀ 在疾病恢复期根据损伤平面，尽早开始功能锻炼。应长期随诊。

脊髓病变的孩子为什么要进行残余尿的测定?

脊髓病变的孩子在恢复期监测残余尿量很重要。医师需要根据残余尿量的结果决定孩子的排尿管理方式,一般来讲,如果残余尿量少于相应年龄膀胱容量的1/10,则可以对患儿进行排尿训练,鼓励其自行排尿,建立排尿反射;如果多次残余尿量增多,则需要间歇清洁导尿,有的患者需要终生导尿。

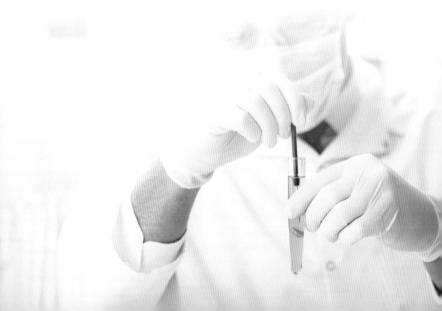

脊髓病变患儿日常护理的
注意事项有哪些?

　　脊髓病变患儿除日常坚持康复训练外,还要特别注意日常生活护理。首先是排尿的管理,应定时定量饮水,间歇清洁导尿需要监护人首先学会,年长儿可根据情况学习自己导尿,其次是预防便秘,可进食富含膳食纤维的食物,必要时在医师的指导下服用缓泻剂,最后是预防压疮,注意勤翻身,如果损伤平面较高,存在呼吸麻痹,需要注意拍背吸痰,保持气道畅通,预防呼吸道感染。

为什么要进行腰穿脑脊液检查?

腰穿是腰椎穿刺术的简称,是将一个很细的针头,通过皮肤肌肉穿入腰部脊椎之间的腔隙,进入蛛网膜下腔抽取少量脑脊液进行化验检查或注射药物进行治疗的一种操作手段。当小儿患脑炎、脑膜炎、脑出血等疾病时,脑脊液会有相应的变化,这时检查脑脊液对进行正确诊断、判断病情、寻找病因很有帮助,有利于下一步更好地治疗。也有部分家长问:"做了头颅 CT、MRI 检查为什么还要做腰穿检查?"这是因为头颅 CT、MRI 检查只是看到头部结构的影像表现,是无法代替腰穿检查的。

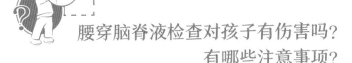

腰穿脑脊液检查对孩子有伤害吗？
有哪些注意事项？

提起脑脊液，不少家长认为它是人体非常宝贵的精髓，抽了对小孩身体有伤害，其实不然。脑脊液主要由脑室内脉络丛分泌，是澄清无色透明的液体，其内含无机盐、葡萄糖、微量蛋白和少量淋巴细胞，处于不断产生、循环和回流的平衡状态中。正常情况下每小时产生大约20ml脑脊液。因此，常规检查抽取3~5ml脑脊液在10多分钟内就可再产生，故抽取少量脑脊液进行化验检查是不会伤害小孩的。腰穿也损伤不到脊髓，更损伤不了大脑，因为临床做腰穿的部位离脊髓还有相当远的距离。至于有少部分小儿患脑炎、脑膜炎等疾病而后出现瘫痪、智力障碍、失明、耳聋等现象，这是由疾病本身导致的后遗症，与腰穿无关。

腰穿的注意事项：多数家长在术前往往会出现紧张、恐惧心理，首先家长和医护人员要有良好的沟通，充分了解腰穿的重要性、安全性、风险性，消除紧张、恐惧心理。适当安抚患儿，协助医护人员与患儿建立良

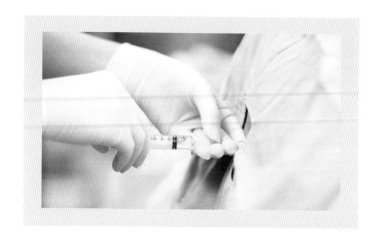

好关系,对过度烦躁或紧张的患儿可适当给予镇静剂,如 10% 水合氯醛口服或灌肠、苯巴比妥肌内注射。术后注意事项:①腰穿术后头痛:是常见并发症,一般认为可能与腰穿后脑脊液的变化和血管扩张、低压性头痛以及心理、生理、精神因素有关。头痛多发生在腰穿后 24 小时内,临床上常采用术后去枕平卧 4~6 小时予以预防。②腰穿术后腰背痛:术后患儿的哭闹及挣扎使体位发生改变,致颅内压升高,加速脑脊液从穿刺点外溢,会导致腰背痛。家长无论穿刺前还是穿刺后均不应与患儿讨论或暗示任何疼痛的可能,应通过讲故事、听音乐等方式,尽量分散患儿对穿刺的注意力,避免因精神因素所致头痛和腰背部痛的发生。

什么是中枢神经系统感染?

　　中枢神经系统感染是指由各种生物性病原体侵犯脑膜、脑实质及脑血管而引起的急性或慢性炎症性(或非炎症性)疾病。中枢神经系统感染途径包括血行感染、直接感染或神经干逆行感染(嗜神经病毒)等。

　　根据感染的部位可分为:①脑炎、脊髓炎或脑脊髓炎:主要侵犯脑和/或脊髓实质;②脑膜炎、脊膜炎或脑脊膜炎:主要侵犯脑和/或脊髓软膜;③脑膜脑炎:脑实质与脑膜合并受累。

　　根据特异性致病因子不同,常见的有病毒性脑(膜)炎、化脓性脑膜炎、结核性脑膜炎,而真菌性脑膜炎、脑寄生虫病和慢病毒性脑炎少见。

中枢神经系统感染的临床表现有哪些?

中枢神经系统感染的主要临床表现包括:

🌼 颅内压增高症状:年长儿有头痛、呕吐,小婴儿有前囟隆起或紧张。

🌼 感染中毒症状:如发热、精神反应差、嗜睡、拒食、皮肤出血点或瘀斑等。

🌼 累及脑实质会有惊厥发作、智能障碍、精神症状、局灶神经损害症候(脑神经麻痹、偏瘫、失语、侵犯小脑引起共济失调等),严重者可有意识障碍、发生脑疝等。

🌼 累及脑膜会有颈项强直等脑膜刺激征。

中枢神经系统感染的预后怎么样?

⚙ **病毒性脑炎或脑膜脑炎**:病程多在 2 周以内,一般不超过 3 周,有自限性,预后与所感染的病原及诊断治疗措施的及时与否密切相关,多数预后良好。严重者如单纯疱疹病毒脑炎、乙型脑炎、重症病毒性脑炎预后差,病死率高,有部分虽能生存下来,但会遗留不同程度的后遗症。

⚙ **化脓性脑膜炎**:及时确诊和治疗是改善化脓性脑膜炎预后的关键环节,多数患儿能够达到临床治愈;部分患儿出现并发症,如硬膜下积液、脑室管膜炎、脑积水等,可出现继发性癫痫、瘫痪、智力低下等后遗症。累及视神经和前庭蜗神经可出现失明或耳聋。

⚙ **结核性脑膜炎**：要求早期、彻底、联合、长程的抗结核治疗，其中异烟肼的疗程为 1~1.5 年，或至脑脊液正常后 6 个月以上。经过及时治疗，多数结核性脑膜炎患儿预后较好，少部分出现并发症和神经系统后遗症，如斜视、面神经麻痹、肢体瘫痪、脑积水、癫痫等。

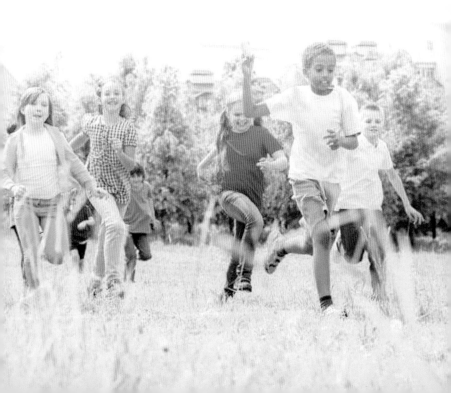

孩子为什么会患重症肌无力？

重症肌无力(MG)是一种获得性自身免疫性疾病，感染、受凉、预防接种等常常是诱发因素。由于体内产生了特殊的抗体，导致神经 - 肌肉接头处传递功能障碍，主要表现为部分或全身骨骼肌无力和易疲劳，活动后症状加重，经休息后症状减轻以及晨轻暮重的特点。部分患者合并胸腺瘤。发病率为 0.2~0.5/10 万，儿童患者占所有重症肌无力的 10%~20%。

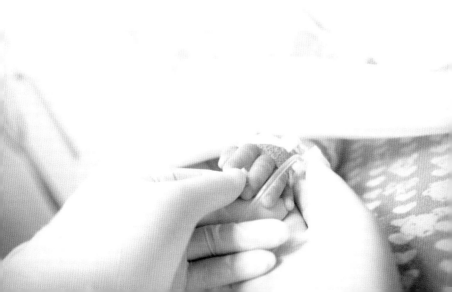

重症肌无力会危及生命吗?

根据重症肌无力患者的首发症状、发病年龄和病程经过、病变累及部位,将重症肌无力分为眼肌型、轻度全身型、中度全身型、急性快速进展型、慢性严重型。当重症肌无力患者出现吞咽困难或累及呼吸肌、全身骨骼肌时,均会危及生命,需要密切监测病情变化,及早给予气管插管和呼吸机等抢救措施。

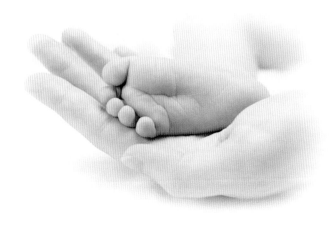

重症肌无力如何治疗？
治疗时的注意事项是什么？

重症肌无力治疗主要以药物治疗为主,包括:①抗胆碱酯酶抑制剂;②糖皮质激素;③免疫抑制剂;④丙种球蛋白。血浆置换:通常用于病情急性进展的患儿。胸腺切除:儿童应慎重。

注意事项:规律用药,避免漏服药物,出现感染时应积极治疗感染。监测上述药物可能出现的不良反应,并于正规医院随诊调整治疗计划。观察患儿眼睑下垂、眼球运动、呼吸、吞咽及肢体活动情况,如出现重症肌无力危象或胆碱能危象(呼吸功能衰竭、肢体无力)应立即进行心肺复苏抢救。避免应用加重重症肌无力的药物。

什么是自身免疫性脑炎？

狭义的自身免疫性脑炎是一组可能由某些自身抗体、活性细胞或者相关因子与中枢神经系统神经元的蛋白等相互作用而导致的疾病。该组疾病中各个疾病典型的临床表现分别与目前已知的某个特异性抗体相对应，少数病例可能与某些潜在的肿瘤有关。目前已知的自身免疫性脑炎常见的有边缘叶脑炎、桥本脑病以及抗 NMDA 受体脑炎等，广义地讲还包括免疫相关疾病的脑炎。疾病分类复杂，诊断主要依靠临床表现和有关特异性检查(免疫标志物、影像)等。

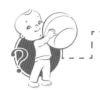

什么是颅内压增高？
有何临床表现？

正常的颅腔是密闭的，内有脑组织、脑血流及脑脊液。颅内压是颅腔内各种结构所产生的压力总和。上述任何一个成分体积的增加，都将导致颅内压增高。颅内压增高是一种神经系统综合征，见于多种神经疾病，可以在数小时内发生，也可以在数天至数周内缓慢发生。

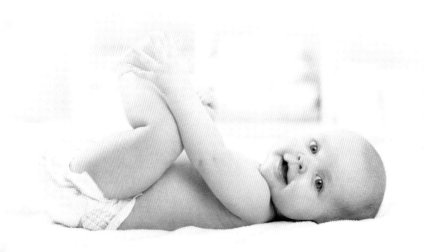

剧烈头痛、喷射性呕吐和视神经乳头水肿为颅内压增高三联症。病程进展越快,颅内压增高症状越明显。婴儿前囟未闭,颅缝分离,头痛与呕吐、视神经乳头水肿症状往往不明显,查体可见前囟隆起或紧张。其他颅内压增高症状包括复视、落日眼、Cushing 反应(呼吸减慢、心跳减慢与血压升高);亚急性颅内压升高者,可出现性格行为改变,如激惹、淡漠、喜怒无常、嗜睡等。严重颅内压增高最终会导致脑疝发生,出现意识障碍甚至昏迷,双侧瞳孔不等大,随时有生命危险。

颅内压增高有哪些病因?

引起颅内压增高的原因有很多,但根本原因不外乎颅腔狭小或颅腔内容物增多,后者包括脑积水、颅内占位病变(颅内肿瘤、寄生虫或脓肿、血肿、囊肿、肉芽肿)和脑水肿。

不同年龄儿童颅内压增高的病因有所不同,如在新生儿期,围产期窒息、缺氧缺血性脑病、产伤、颅内出血、先天性脑积水等是常见病因;在儿童期,脑积水、硬膜下血肿、硬膜下积液、颅内感染(脑炎或脑膜炎等)、颅内占位病变、头颅外伤、溺水、中毒等是颅内压增高的常见病因。

如无上述原因,则要考虑为良性颅内压增高。本病发病年龄以婴幼儿多见,急性起病,常伴有上呼吸道感染、缺铁性贫血、维生素 A 或维生素 D 过量、某些抗生素(如四环素、庆大霉素、喹诺酮类、酮康唑等)应用、口服避孕药、激素减停过快、肥胖或月经紊乱等情况。

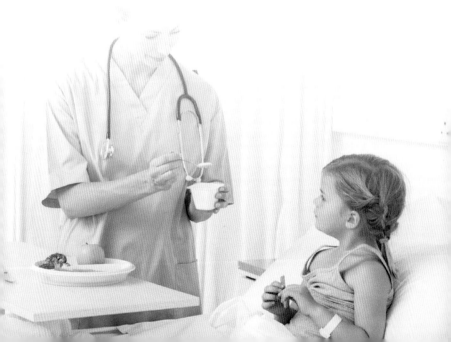

颅内压增高如何治疗？

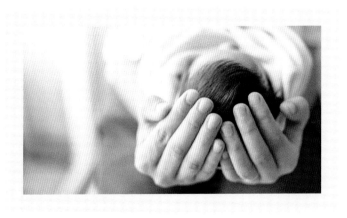

　　针对病因的治疗是根本,在病因明确之前,应采取支持和对症治疗,积极降低颅内压。

　　💮 **急性颅内压增高的治疗:**

　　◎ 一般处理:体位应适当保持头部抬高 15°~30°,促进头部静脉回流(低血压不可取),避免患儿颈部弯曲和用力,给予镇静、止痛药避免疼痛、咳嗽引起的颅内压一过性增高,保持体液平衡,严密监护生命体征,积极地对症处理(止惊、降温等)。

◎ 降颅压：内科药物治疗（如甘露醇、甘油果糖、激素、低温、被动过度换气等），视病情予侧脑室、蛛网膜下腔、硬膜下或硬膜外穿刺减压。头颅外伤后颅内压增高还可以及早行颅骨部分切除、开颅减压术。

🌼 **慢性颅内压增高的治疗：**以病因治疗为主，如颅缝早闭应手术，脑积水应行侧脑室腹腔分流。还可以给予甘油口服、乙酰唑胺口服以减少脑脊液的生成。

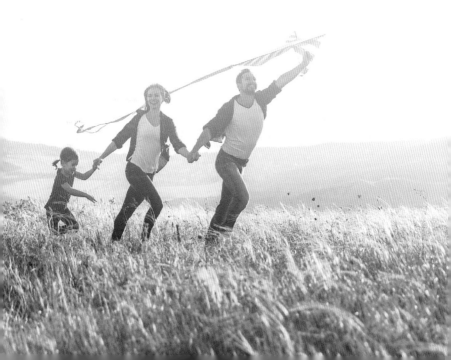

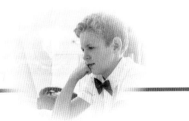

阅读笔记

55检